Tu vagina habla

Isabella Magdala

Tu vagina habla

URANO

Argentina – Chile – Colombia – España

Estados Unidos – México – Perú – Uruguay

Ilustraciones de interior: Ju Castelo
Fotografías: Isabella Magdala, excepto página 186, David Adeva
Copyright © 2019 by Isabella Magdala
All Rights Reserved
© 2019 by Ediciones Urano, S.A.U.
Plaza de los Reyes Magos, 8, piso 1.º C y D – 28007 Madrid
www.edicionesurano.com

ISBN: 978-84-16720-58-3
E-ISBN: 978-84-17545-22-2
Depósito legal: B-1.056-2019

Fotocomposición: Ediciones Urano, S.A.U.

Impreso por: Liberdúplex, S.L. – Ctra. BV 2249 Km 7,4
Polígono Industrial Torrentfondo – 08791 Sant Llorenç d'Hortons (Barcelona)

Impreso en España – *Printed in Spain*

Índice

Prólogo 11

Agradecimientos 15

Para ti: 17

Vivencias de algunas personas con *Tu vagina habla*. 23

¿Qué vas a necesitar para disfrutar de *Tu vagina habla*?. 25

El principio del fin. 27
    Cuando la inocencia te salva 27
    Detrás de cada síntoma, hay un tesoro. 29
    Cuando la realidad ya nunca es la que fue. 32
    Con los años, el puzle se completa 35

Comienza el viaje 43

Una nueva sexualidad 49

Ingredientes básicos para el sexo y el amor 53
    Respeto. 53

Cuando la sexualidad no es solo sexo. 59

Erótica interior 63

No confundas lo habitual con lo normal 65

Somos distintas a lo que nos han enseñado 67

La integración siempre es mejor 75

Recuperando la voz interior – que nada ni nadie te calle 77

Si lo afrontas bien, valdrás más 83

Sexualidades diversas, sexualidades como todas. 87

Si puedes, contribuye.   91

Danza con el tiempo   95

Tu cuerpo: tu templo.   99

Otra mirada   103

Abre tu corazón   109

Algunas partes de ti que merecen tu atención   113
    Piel   113
    Manos   116
    Pechos.   117

Conócete, mujer   123
    La vulva y su amplitud   124
    Clítoris y su majestuosidad.   129
    Clítoris desde dentro   131
    Circuito infinito   133
    Periné.   136
    Glándulas.   138
    Caminando hacia el interior. Perfección interior   139
    El espacio de la creación   143

El espejo del amor.   147
    ¿Por qué es importante observarse la vulva?   152
    ¿Cómo puedes conocer tu vulva?   154

Toca tu cuerpo con amor.   165
    Masaje de pechos   167
    Masaje de útero.   170
    Meditación para el útero   173
    La vulva también se masajea: masaje genital   175

Arte y vagina   181

Tu vulva es bendita   191
    Yoni   193
    Vesica piscis y la vejiga del pez   193
    Mandorla.   195
    El principio femenino   196

Mutilación genital femenina 201

Operaciones de estética 205
    La importancia de los medios de comunicación 211

Ver vulvas reales es importante 213
    Visión con corazón 223
    Testimonio de una mujer tras su operación 238
    El antes y el después 240

¡Y el momento... llegó! 245

¡Que todas las mujeres amen su vulva y se amen a sí mismas! 247

¡Tengo un regalo para ti! 249

Bibliografía 251

Recursos 255

·Prólogo

Quien me conoce sabe que mi principal aportación (quizás obsesión) respecto a la sexología es la de proponer un triple objetivo, tanto para la educación sexual como para el asesoramiento sexológico. Objetivo que resumo en: aprender a conocerse, aprender a aceptarse y aprender a llevar una vida erótica satisfactoria. Un triple objetivo que se deriva del hecho sexual humano, cómo somos (estructuras: anatomía y fisiología), cómo nos vivimos (vivencias: identidad y orientación) y cómo nos expresamos (expresión: deseos, gestos y conductas).

Pues bien, de todo esto es precisamente de lo que trata *Tu vagina habla*. ¿O acaso sería posible aproximarse a estos objetivos rodeando la vulva de silencio? ¿Sin conocer y aceptar tus genitales? ¿Sin sentirte a gusto con tu identidad? ¿Sin dejar que afloren tus deseos en primera persona?

Sin ninguna duda este libro trata de Sexología. De esa que, efectivamente, se escribe con mayúscula. Pues el libro pone el foco, y lo hace desde el título: *Tu vagina habla*, en lo que la propia Isabella Magdala define como su causa: «Visibilizar de forma digna la vulva femenina». Cada vez que se habla de genitales se está hablando de todo el cuerpo, cada vez que se habla de la vulva se está hablando del corazón y de las emociones. Conocer la propia vulva es solo el primer paso para tomar conciencia y poder hablar de otras transformaciones en muchos niveles.

Conocerse ayuda a aceptarse, y conocerse y aceptarse ayuda a que la expresión erótica se resuelva de modo satisfactorio. Es decir, estamos haciendo Sexología.

No obstante, quizás lo fundamental de este libro es que es Isabella Magdala en estado puro. Este libro no lo podría haber escrito otra persona, ni su autora podría haber dejado de escribirlo. El libro es Isabella Magdala. Lo que significa que quien ya la quiere se sentirá reforzado con su lectura, y quien aún no la conoce aprenderá a quererla, página a página.

Sus relatos en primera persona sobre el abuso y el hirsutismo, sus aprendizajes sobre la vulva y la sexualidad, sus pasos por la universidad, la psicología y la sexología son todo un ejercicio de sinceridad que llenan de verdad todas y cada una de las páginas. No sé si existe el alma, de hecho tengo muchísimas dudas al respecto, pero si existiese sin duda *Tu vagina habla* estaría reflejando el alma de Isabella.

El libro está dirigido a mujeres, de hecho está trufado de testimonios de muchas de ellas, pero no es exclusivo. Como sexólogo suelo decir que no hay nada que debiera aprender una mujer que no debiera conocerlo también el resto de personas, del mismo modo que no hay nada que debieran aprender los hombres que sea únicamente para ellos. Conocerse implica conocer a los y las demás. Por lo tanto, el libro está dirigido a cualquier persona que quiera aprender. Y no olvidemos que conocerse ayuda a aceptarse.

El texto parte de una idea, coincidente con todo lo anterior: «Hay mujeres que viven pensando toda su vida que tienen problemas en su vagina o en su vulva, cuando no son tales, les falta información y no pueden hablar abiertamente de ello». De ahí que trate de ser un primer paso para «tomar conciencia» y «aprender a escucharse». Dos de las propuestas que Isabella considera casi irrenunciables.

Por supuesto, el libro no pretende sustituir a la persona con quien poder hablar. El contacto, el tono de voz, la piel, la mirada, la complicidad, todo eso es insustituible. Pero no resultará extraño que a partir de esta lectura alguien se anime a incorporar nuevas conversaciones con personas de su confianza. Con lo cual el libro aportará un doble logro. Es un apoyo en sí mismo y, a su vez, un elemento que facilita nuevos y mejores apoyos.

Tu vagina habla está lleno de perlas en forma de frases: «fuerza es ser auténtico», «si estás buscando tu pareja ideal, olvídate de ella y vete dentro, muy dentro», «hacer el amor no es tan fácil», «la piel no siempre es perfecta… pero siempre es bonita», «salir de tu zona de confort es tu mejor inversión», «tu vida es tu obra y tú eres el artista», «la mujer en la menopausia entra en una edad fértil»… Todas ellas con mucho sentido y mucha profundidad, aunque para entender alguna habrá que cambiar la mirada. Por ejemplo, para entender la última, sobre qué significa ser fértil.

Ahora bien, el foco siempre apunta en la misma dirección: conocerse, aceptarse y expresarse de modo satisfactorio. Hablando de mujeres con todos sus plurales, con distintos cuerpos y genitales, distintas orientaciones del deseo, distintas formas de ser y de sentir, distintas edades y todas auténticas.

No obstante, me gustaría señalar las que para mí son las dos grandes virtudes de esta obra. La primera es obvia: la coherencia. Se trata de visibilizar la vulva, las distintas vulvas y eso, por supuesto, exige imágenes. Por lo que este libro recoge un buen número de ellas. Todas ellas reales y todas alejadas de los estereotipos de «vulvas perfectas» que ofrecen muchas revistas o películas y que, precisamente por eso, acaban como metas o normas obligatorias. Solo por eso, este libro ya merecería la pena.

Vulvas reales de mujeres reales. Parece sencillo. Tan sencillo que resulta inexplicable que no se haya hecho antes. Los profesionales de la sexología ahora sabemos lo absurdo que es tratar de que todas las mujeres aprendan a conocer y aceptar su vulva a través de un único dibujo o esquema con el que identificarse y que casi siempre, además, está muy alejado de la realidad.

La segunda gran virtud es aportar ciencia. Más de mil mujeres han participado en sus investigaciones, y como la propia Isabella Magdala dice: «Los datos son fundamentales, porque ellos son la base objetiva de las conclusiones». De ahí que afirmaciones del tipo «a mayor percepción genital externa de la mujer, mayor satisfacción genital», no pueda considerarse una afirmación gratuita ni un fruto de la intuición. Es el resultado de una investigación. En la que, por cierto, también se recoge que el noventa y dos por ciento de las mujeres no se observan la vulva a diario. O, dicho de otro modo, los datos nos dicen que hay tarea.

Un último detalle: Isabella no dogmatiza ni adoctrina. Se limita a hacer propuestas. Por tanto, acepta las discrepancias. Algo que en los tiempos que corren es casi toda una novedad y que sin duda despierta actitudes de escucha a su alrededor.

Cuando yo fui su profesor en el Máster de Sexología UCJC, se suponía que era ella quien venía a aprender y que yo debía estar allí para enseñarle. No sé si logré enseñarle algo, espero que sí, pero de lo que desde luego estoy seguro es de que yo sí que acabé aprendiendo de ella, de sus conocimientos y de su actitud. Algo que me ha vuelto a pasar con la lectura de *Tu vagina habla*.

Gracias y ENHORABUENA, Isabella.

CARLOS DE LA CRUZ
Director Máster en Sexología UCJC
Responsable de Igualdad y Juventud – Ayuntamiento de Leganés
Asociación Sexualidad y Discapacidad

Agradecimientos

A todas las personas que habéis confiado en mí y en todo lo que implica el proyecto de *Tu vagina habla*. Sois tantos y tantas que es imposible nombraros.

Gracias en especial a la editorial Urano y todo el gran equipo que la compone.

Gracias a todas las personas que habéis colaborado en este libro en cualquiera de sus formas, directa e indirecta. Gracias todas esas mujeres protagonistas de las fotografías para dignificar el cuerpo femenino, de los testimonios y sesiones.

Un gracias especial a las miles de personas que habéis desnudado vuestra alma ante mí y conmigo… Ahora es a mí a quien le toca hacerlo.

A mi padre y a mi madre; mi máximo reconocimiento, admiración y agradecimiento por traerme a la vida.

A toda la comunidad de mujeres y hombres conscientes que hay en mi vida y que cada día crece más.

A David, mi pareja, por lo que somos.

A *Tu vagina habla* por obligarme a crecer.

ISABELLA MAGDALA

Para ti:

Deseo darte las gracias por haber llegado hasta aquí. Eso significa que este tema te interesa, y eso significa que la sexualidad femenina, en lugar de ser silenciada, va tomando un lugar más relevante en nuestra sociedad.

Tú eres lo más importante de este libro.

Detrás de cada una de las fotos, de cada testimonio, de cada ilustración, de cada capítulo y de cada palabra existe el deseo implícito de poder ayudarte o aportarte algo nuevo para ti. Ese es el motor que me ha llevado a escribir *Tu vagina habla*, al igual que para cada persona que ha aportado en este libro su vivencia, su experiencia, o que ha participado en las fotografías. La finalidad es ayudar a que la sexualidad femenina gane visibilidad de un modo respetuoso, profesional y humano.

Tu vagina habla desea llegar a todos los corazones de todas las mujeres del mundo, porque, aunque cada persona es diversa y todo en ella es único, hay muchas cosas que nos unen, que nos vinculan y nos representan. Algunas de ellas son la vulva, la sexualidad, la erótica, la feminidad y la sabiduría femenina.

Es el momento de despertar a nivel personal y compartir con todo nuestro entorno toda la sabiduría interior que emerge cuando una mujer está conectada consigo misma. Es el momento de materializar un nuevo femenino, mucho más consciente, equilibrado y sano. Estoy segura de que en el colectivo femenino siempre hemos sido así, incluso si por ciertas circunstancias lo hemos olvidado.

Cuantas más mujeres recordemos lo que somos, más mujeres tomarán las riendas plenas de sus vidas. ¿Me acompañas? La vulva y la sexualidad femenina tienen tanto poder que han sido durante muchos años motivo de masacres. Eso ya lo sabemos. Ahora es el momento de unificarnos, apoyarnos y proporcionar todos los recursos posibles para que cada mujer pueda desarrollarse por sí misma sin necesitar a nadie.

Tu vagina habla no pretende ser un libro teórico; pretende formar parte de tu vida, y por eso viene con muchos ejercicios para que puedas ir inte-

grándolos en tu día a día. La información es un recurso. Los ejercicios contenidos en este libro pueden aportarte más información aún, pero en este
caso lo harán de un modo más vivencial, con más visión y facilitando el autoconocimiento de todo tu mundo interior así como exterior. También leerás de otros temas que no son directamente la vagina, la vulva o el sexo como
tales, ya que la sexualidad femenina es mucho más amplia de lo que nos han
enseñado. De hecho, el enfoque en *Tu vagina habla* es que la sexualidad es
multidimensional. Si te abres a vivir la sexualidad desde este enfoque, incluyendo a su vez la genitalidad y la sexualidad, puede que abras nuevos hori-
zontes en tu sexualidad actual.

La conexión de la sexualidad, la visibilización de la vulva y el conocimiento de la genitalidad, junto con sus posibilidades y su conjunción con las
emociones, son clave para la vida de una mujer, a pesar de que nunca se les
haya dado el papel tan relevante que en *Tu vagina habla* se les concede.

Pero aunque aquí hablemos mucho de mujeres, de sexualidad femenina
y de vulvas, no creas que este libro es solo para nosotras las mujeres, no. Este
libro nace con el arropo y el apoyo de muchos hombres, de hecho, muchos
de ellos me han hecho saber lo importante y necesario que es para ellos tener
un libro así entre sus manos. Hay mujeres que les leen a sus parejas algunos
capítulos. Hay hombres que se lo regalan a sus parejas. Hay hombres que
han podido cambiar su modo de percibir a la mujer, el cuerpo y la sexualidad
femenina a través de la lectura de *Tu vagina habla*. En definitiva, este libro
es para nosotras, pero para vosotros, también.

Tu vagina habla es un libro que pone de manifiesto lo urgente que es en
nuestros tiempos conceder un carácter consciente a la sexualidad tanto femenina como masculina. Proporciona posibilidades y recursos para sacar a la
luz lo inconsciente. Permite retomar el poder personal que habita tanto en el
cuerpo femenino como en el masculino.

Es hora de, incluso siendo diferentes, igualar la energía femenina y masculina, receptora y dadora en cada persona, más allá de ser hombre o mujer.
Sin excepciones. Es el momento de naturalizar y devolver el carácter sagrado
que tiene todo lo que actualmente está tan manipulado. Ya no sirve ni siquiera culpar a la sociedad o a lo patriarcal. Es el momento de asumir la
responsabilidad, el poder, y de hacer un buen uso de él. Es hora de que nos
aunemos, de que despertemos. Es hora de que nos revelemos, no desde la
guerra y sí desde la acción consciente, desde la inteligencia, la elegancia y el
buen hacer, de la mano y en paz.

Uno de los motivos por los que me dedico y creo en la educación sexual es porque hubo muchas cosas en el ámbito de la sexualidad que nadie me contó y me hubiese encantado saber. Pero ¿cómo iban a contarme lo que ni ellos sabían? La educación sexual es tan importante y necesaria como cualquier otro tipo de educación que pueda aportar recursos, información y evolución.

Deseo realizar algunas aclaraciones importantes:

En este libro en ningún caso justifico ningún tipo de abuso ni agresión. Quien comete esa falta tan grave, en la modalidad que sea, ha de asumir su responsabilidad. La víctima ha de rehacer su vida y no cargar con el peso de quien agrede, pues ya tiene bastante con haber vivido lo que ha vivido. En muchas ocasiones eso pasa por otorgarle la importancia que tuvo a ese acontecimiento en ese momento y sanar los daños que pudo causar, pero no permitir que te robe ni un segundo más de la vida. En muchas ocasiones es necesario perdonar para encontrar la paz interior. Perdonar no quiere decir llevarse bien. Por perdonar me refiero a que esa mujer u hombre hagan lo que sea necesario para sentirse en paz con ellos mismos y asumir que, aunque vivieron aquello, la vida continúa y merecen vivirla con la máxima calidad y bienestar posible.

Tu vagina habla no es un libro cualquiera. Uno de sus retos han sido las fotografías. Cuando parecía que todo iba bien respecto a la publicación del libro, recibí una llamada de mi editorial. El libro se publicaría, pero sin fotografías. Me quedé en *shock*. Justo me encontraba en el avión rumbo a dos semanas de vacaciones tras muchos meses de intenso trabajo. Pedí ayuda al universo, y a mi vuelta hablé con mis amistades. Algunos me animaron a que cediera, porque el libro sería más convencional y quizás resultaría más fácil de vender. Sin embargo, otras personas me dijeron justo lo contrario.

Nada más llegar de mis vacaciones fui directa a las V Jornadas de Actualización en Sexología Clínica, organizadas por el Instituto Andaluz de Sexología y Psicología en Málaga de la mano de Francisco Cabello. Allí estaba Guillermo González, al que conocerás algo más en estas páginas. Además de ser un médico y sexólogo de prestigio, Guillermo me inspira confianza desde el principio y, como él siempre está disponible y cercano, me animé a decirle: «Guillermo, ¿te puedo hacer una pregunta? Quiero saber tu opinión». Cuando le conté lo sucedido, él me dijo: «¿Quieres que te conteste diplomáticamente o como si fueses mi hija?». A lo que le respondí: «¡Guillermo! ¡Está claro que como si fuese tu hija!». Y él me dijo: «Isabella, es tu causa. ¿Cómo vas a ceder?».

No necesité nada más para tenerlo claro. Reconozco que atravesé el miedo a que me dijeran que no y perder la oportunidad de publicar con una gran editorial como es Urano. Sin embargo, un sentido de la integridad interior se apoderó de mí, así como la necesidad de poner en práctica todo lo que le digo a mis pacientes y alumnos que hagan: COHERENCIA e INTEGRIDAD. Comprendí que era una prueba que *Tu vagina habla* estaba poniéndome para ver hasta qué punto creía en mi propio trabajo y en esta causa. Decidí ser íntegra.

Me reuní con mi editora para hablar del libro. Fui lo más sincera posible, y su cara se iluminó cuando le dije: «¿Cómo voy a esconder lo que estoy pidiendo que se visibilice? No puedo hacerlo. El gran mensaje del libro es la importancia de dar visibilidad a la vulva y cómo nos influye positivamente cuando tenemos más consciencia de ella en su expresión natural. No puedo esconder las fotografías ni manipularlas. Sería una incoherencia».

Nunca olvidaré esa reunión. Cuando finalizamos, ella estaba más que convencida; estaba llena de energía y era obvio que verdaderamente había captado la importancia del mensaje. Sus ganas de publicar este libro no eran solo por el libro, sino porque como mujer también había sentido la importancia de la causa que, de alguna forma, nos afecta a todas.

Ese mismo día por la tarde me llamó por teléfono para confirmarme que el libro se publicaba, y con las fotografías. No podía parar de llorar. Obviamente compartí mis lagrimas de alegría con todos los amigos que me habían dicho: «Sigue adelante, Isabella».

No creas que este libro solo me ha puesto a prueba a mí. Como ves, también lo ha hecho con más personas. Y también tendrá sus enseñanzas para ti. Comparto contigo más anécdotas:

El título *Tu vagina habla* también me puso a prueba con mis editores italianos. En este caso fue a través del título, el cual también tiene su sentido. Hay mujeres que han experimentado algo de vergüenza de que las vieran leyendo un libro con este título, por el qué dirán. ¿Y sabes qué han hecho? Llevárselo a todas partes y hacerlo visible. Hay mujeres que lo leen en el tren. Otras que lo dejan en la mesa mientras toman un café, y de ese modo trabajan precisamente eso, su miedo al qué dirán. Comparto contigo un testimonio:

«Isabella, no te imaginas lo que está suponiendo leer tu libro. Iba leyéndolo en el metro y la gente me miraba. Se me pasaba de todo por la cabeza. ¿Pensarían que soy una cualquiera? Cuando me vi pensando eso me dio mucha pena ser consciente de lo condicionada que estaba por lo social.

¿Hasta qué punto era yo? Decidí tomarlo como una prueba de transformación, y ¿sabes qué estoy haciendo? Lo llevo siempre conmigo porque siempre me enseña algo nuevo, y cuando alguien me mira, me paro. Siento qué me produce esa mirada y, en muchas ocasiones, ha resultado todo lo contrario a lo esperado. Hay ocasiones en las que ha dado pie a una conversación donde la otra persona ha terminado leyendo también el libro. Gracias, Isabella, porque este libro me está ayudando a ser la mujer libre que he venido a ser. Me siento una privilegiada al tener tu libro, y soy consciente de que estoy ayudando al cambio al mostrarlo en todos los lugares posibles. Llegará un día en que sea lo normal hablar de estos temas con la naturalidad y profesionalidad con las que tú los tratas».

Así pues, es posible que por el título, por el contenido o por las fotografías sientas que algo se mueve en tu interior. A veces quizás es fácil y divertido, pero en otras ocasiones quizás es difícil o incluso las fotografías te pueden provocar juicio o rechazo. De hecho, a mí misma me producían una sensación muy desagradable al principio pero, honestamente, hoy sé que esa reacción era un reflejo de mi propio rechazo y desconocimiento ante la propia vulva y, en general, ante lo femenino, pues estamos extremadamente condicionadas ante una sociedad muy patriarcalizada. Si me lo permites, te invito a que, en el caso de que sientas rechazo, en esos momentos te conviertas en una observadora de ti misma. Ahí obtendrás una gran fuente de información sobre ti misma y tu presente que te permitirá conocerte aún más. Por ejemplo, si una fotografía te produce incluso asco o te es incómoda su presencia en este libro, párate un momento. Si es necesario cierra el libro, pero observa todo lo que está moviéndose dentro de ti.

Recuerdo el caso de una chica que no entendía por qué aparecían las fotografías de las vulvas en el libro, y ello le producía mucha incomprensión. En una conversación recordó que cuando era pequeña le habían dicho que esa parte no se mira y no se toca. Hizo un trabajo personal sobre esta cuestión y pasó de rechazar las fotografías a preguntarme cuándo podría tener una sesión conmigo para observar su vulva desde la mirada del amor. Desde ese momento, le encantan las fotografías del libro.

Es un tesoro tener un libro con fotografías reales y que las mujeres puedan acceder a ellas fácilmente. La educación sexual en niñas y adolescentes también pasa porque dispongan de recursos sanos y reales. De otro modo, esa información va a llegarles (y más hoy en día con internet), pero en la mayoría de los casos distorsionada, provocando aún más caos y confusión.

Si observas a tu alrededor no vas a encontrar (hasta la fecha) muchos libros con vulvas reales. Este es un libro pionero, y eso le concede un gran valor. A medida que leas el libro, podrás comprender cuán importante es para nosotras y también para ellos tener acceso a vulvas reales, sin manipulaciones. Y no solo te lo digo como mujer y como profesional, también te lo digo porque ya voy teniendo los primeros datos a nivel científico que confirman que realmente observar la vulva hace bien.

Este libro tampoco entiende de edades, orientaciones sexuales o preferencias, ni de ideologías. Está aquí para conectar con lo esencial, y eso está en todos y en todas sin etiquetas ni clasificaciones. No sabe tampoco de capacidades o discapacidades, porque todos y todas tenemos distintas formas de concebir la sexualidad, y en cada uno de nosotros existen virtudes y disfuncionalidades, por lo tanto, aquí también tienen cabida las personas con una disfuncionalidad o discapacidad. Al igual que, aunque mi experiencia principal sea con mujeres cuyos genitales externos coinciden con su identidad sexual (mujer con vulva), lo que hoy en día se llama cisexual, toda mujer con la genitalidad que tenga queda incluida, al igual que también todo hombre con la genitalidad que tenga. Hay espacio para todos y para todas, con sus distintas características, orientaciones, ideas y formas de vivir la sexualidad.

Vivencias de algunas personas con *Tu vagina habla*

$\mathcal{E}$ ste no es solo un libro, es una gran puerta que le abre todo un mundo a muchas mujeres y hombres en sus vidas. Por ese mismo motivo, cuanto más expandas este libro, a más personas estarás ayudando para que puedan tener la posibilidad de un reencuentro consigo mismas dentro de su ámbito íntimo y personal.

Comparto contigo algunas vivencias que varias lectoras me han hecho llegar:

➤ Hay mujeres que lo llevan en el bolso y en una cafetería, entre amigas, lo sacan y comienzan a hablar de ellas mismas, de su anatomía, de su conocimiento o su desconocimiento sobre su propia sexualidad, así como de muchas ideas que le han cambiado sus paradigmas internos.

➤ Hay madres que dejan el libro en un lugar visible en sus casas, donde hay niñas o adolescentes. Así ellas, cuando quieren, lo pueden hojear, y se sienten con mayor libertad que si es la propia madre quien se lo ofrece.

➤ *Tu vagina habla* se encuentra en algunas bibliotecas públicas, bibliotecas feministas y no feministas, asociaciones públicas y bibliotecas universitarias, porque han considerado que su contenido es necesario para ampliar los recursos y la información disponible.

➤ Hay grupos, así como círculos de mujeres y de hombres, que se reúnen para leer partes de este libro y reflexionar sobre el mismo. Entre un encuentro y el siguiente realizan un trabajo personal en base a *Tu vagina habla*.

➤ Hay mujeres que leen a sus parejas el libro y hay hombres que me escriben para darme las gracias porque, afirman, las entienden mejor a ellas, pero incluso también a ellos mismos.

➤ Hay institutos donde *Tu vagina habla* forma parte del material didáctico disponible. En algunas ocasiones me invitan para dar una charla. La respuesta de los adolescentes es genial y toda una señal de la importancia de seguir trabajando en una educación sexual basada en cánones reales e información consciente y respetuosa.

➤ Hay profesoras y profesores de instituto que invitan a reflexionar a los alumnos sobre el libro.

➤ Hay compañeros psicólogos, médicos, sexólogos, ginecólogos, médicos, *coachs* y terapeutas que lo recomiendan a sus pacientes para que lo lean en casa.

➤ Hay mujeres que ven las fotografías en privado, otras, en compañía, y comentan, hablan, desmitifican y comparten nuevas visiones con otras personas o con ellas mismas.

En definitiva, es un libro que seguro recomendarás, porque cuando algo nos hace bien, nos gusta compartirlo con las personas que queremos o con quien lo pueda necesitar. *Tu vagina habla* más que un libro es un manual para tener cerca y recordar de tanto en tanto todo lo que puede aportar, porque cada vez que lo leas, te aportará algo nuevo y diferente.

¿Qué vas a necesitar para disfrutar de *Tu vagina habla*?

➤ Abrir tu corazón a la no mente y al no juicio.
➤ Permitirte recibir con sabiduría, con elegancia y con inteligencia para así conectar con tu esencia, tu pureza y tu inocencia.
➤ Dejarte impregnar por este libro. Sin expectativas. Empaparte de él, en cada página, cada letra, cada frase.

Tu vagina habla tiene vida propia y, si te abres, podrás sentirlo, conocerlo y evolucionar con él.

Practica la mirada del amor y observa desde el amor todo lo que a continuación comenzarás a ver y leer. La mirada del amor te abrirá el corazón y permitirá que de un modo dulce y amable tu vida se transforme, porque la vida de cada persona es tal y como la ve esa persona. Si lo ves todo desde la mirada del amor, todo lo que te llegará será AMOR.

A medida que vayas encontrando los ejercicios en el libro, podrás ir realizándolos si lo deseas, pero también puedes dejarlos para otro momento en el que sientas que vas a tener más tiempo para ello. Puedes hacer una lectura rápida o ir poco a poco. Puedes leerlo todo seguido o ir parando cuando lo vayas necesitando. Puedes leerlo una sola vez o muchísimas, porque te aseguro que *Tu vagina habla* cada vez te dirá algo nuevo.

Algunos compañeros de viaje que pueden acompañarte:

➤ Regálate un cuaderno específico para *Tu vagina habla*. De este modo podrás ir estableciendo un lenguaje íntimo, único y sencillo contigo misma, con tu parte emocional, espiritual y sexual.
➤ Un espejo. Para mirarte. Para mirarla. Para conocerte. Para sentirte

y profundizar en ti. Para explorarte. Para ampliarte y expandirte. Para reconocerte. Para gustarte. Para amarte. Para observar ciertas partes de ti, de ella, que transformarán toda tu realidad.

➤ Concédete tiempo. Tiempo para leer y permitir que las palabras calen en ti. Tiempo para que los dibujos amplíen tu mirada. Tiempo para interiorizar, asimilar y permitir que las fotos te recuerden la perfección femenina. Tiempo para ti y la práctica de los ejercicios, los cuales podrán ser puentes que te llevarán hacia la materialización de la mejor vida que puedas vivir.

➤ Siempre podrás volver a leer el libro y seguir practicando. Cada vez será diferente.

Y ahora… A disfrutar del viaje.

Isabella Magdala

El principio del fin

Cuando la inocencia te salva

$\mathcal{A}$ ún recuerdo cuando Pepa Campos, directora de la escuela Jera dijo en uno de los seminarios: «Cuanto mayor es la herida del terapeuta y más trabajada la tiene, mejor profesional es». Esas palabras retumbaron en mi interior con una fuerza indescriptible. Su comentario sacudió cada una de mis células sin que pudiera entender bien el motivo. Aún estudiaba psicología. Estaba cursando los últimos años de la carrera, pero mi espíritu inquieto me llevó a comenzar una formación en Terapia Gestalt con una duración de cuatro años. Aunque la finalidad de estos estudios era convertirse en terapeuta gestáltica, yo lo único que quería era conocerme a mí misma y resolver mis conflictos. Con eso me bastaba. Llevaba años buscando algo en mi interior que ni siquiera yo sabía. Al ir conociendo mi verdadera historia, comenzó a resquebrajarse todo mi mundo. Paralelamente, el puzle comenzó a encajar.

Todas las personas vivimos épocas en las que nuestro mundo se desmorona. Si sabemos reconducir esos momentos, podemos hacer de esas experiencias las mejores, pues podremos salir de ellas, además de reforzadas, provistas de un gran arsenal de ricas experiencias que permitirán cambiar por completo nuestra existencia. Gracias a ellas, tendremos otro enfoque y modo de entender la vida. Y esto nos será de utilidad, además de para nuestro futuro, también para comprender nuestro pasado, pues lo miraremos de un modo completamente distinto.

De pequeña viví cosas que ningún niño debería vivir, pues no le corresponden. Mientras mis padres estaban muy enfrascados en sus propios problemas «de mayores», en mí nacía un convencimiento cada día mayor de que yo no podía haber venido al mundo solo para ver sus continuas discusiones. Más allá de lo que veía (una falta de amor), yo siempre creí en el amor. A veces dudaba, pero luego sucedía algo que me hacía recordar que siempre hay más posibilidades de las aparentes, y eso me hacía mantener la esperanza.

También me salvó la inocencia que mantuve intacta y mi capacidad para creer de forma constante. La inocencia y la capacidad de creer son cualidades que están en todas las personas. Siempre están dentro de nosotros, independientemente de que decidamos o sepamos desarrollarlas. Cuanto más desarrollemos esta inocencia, más cerca estaremos de nuestra verdadera esencia, y cuanto más desarrollemos esa capacidad de creer en lo que sentimos, más fácil será conseguir nuestros sueños y vivir la vida que queremos o que, en el fondo de nuestro ser, sabemos que merecemos.

Lo que yo entiendo por inocencia es la pureza; ser fiel a lo que se siente, mantenerte en ese sentir independientemente de lo que suceda. Creer en ti incluso cuando parece que no hay nada a tu favor. Confiar en tu sentir aunque parezca una locura. Deseo de apostar por lo que te indica tu corazón aunque parezca que es imposible. No hay nada imposible. *Tu vagina habla* es un reflejo de ello. En este libro predomina la vivencia y experiencia de vida. La vida no está sucediendo ahí afuera. Está sucediendo aquí y ahora. *Tu vagina habla* es un recuerdo hacia tu cuerpo, hacia ver el mundo desde el vínculo contigo. No hay nada separado. Eres parte de todo y todo es parte de ti. Tu vagina, tu vulva, tus pechos, tu útero, tus ovarios y tu feminidad también.

En nuestra sociedad, ser una persona inocente se ha confundido en muchas ocasiones con ser tonto. Muchas hemos escuchado alguna vez: «Eres tan inocente que tengo miedo de que te tomen por tonta o tonto». Pero la cualidad de la inocencia es una gran virtud que en muchas ocasiones está adormecida por culpa del miedo. Puede ser el miedo a que te tomen por tonta, el miedo a la vulnerabilidad, el miedo a ser vista, el miedo a que no te correspondan, el miedo a que te hagan daño… En una sociedad basada en el miedo, es fácil esconder la pureza y la inocencia. Es más, se nos incita a que nos sintamos inseguras ante estas cualidades. En muchas ocasiones, es más fácil ser una persona endurecida que ha tenido que hacerse de muchas capas para poder sobrevivir que ser una persona conectada con su inocencia interior, con su pureza, con su esencia. Sin embargo, estas cualidades tienen tal fuerza que por muchos años que pasen seguirán ahí, y la vida te irá poniendo oportunidades una tras otra para que puedas elegir qué deseas desarrollar, tu lado más amable (tu inocencia) o esconder lo que eres y camuflarte en estereotipos y clichés de una sociedad neurótica. Puedo asegurarte, seas mujer u hombre, que tú estás aquí para mucho más de lo que puedas imaginar. Tienes un potencial increíble, tan increíble que es hora de que vayas creyendo en cuánto eres capaz de generar. Cuánto rico, cuánto bueno, cuánto de ti está ahí esperando a que digas «sí» y te entregues a ti mismo o a ti misma.

Detrás de cada síntoma, hay un tesoro

¿No confías del todo? Durante muchos años yo también dejé de creer, dejé de confiar y dejé de recordar que esas cualidades estaban en mí. Pasé las distintas etapas propias de una adolescente rebelde que tiene justificaciones más que suficientes para creer que el mundo es una mierda, que esta vida es una injusticia, que no vale para nada. Y esas eran las razones que me llevaban a buscar la intensidad en cada paso que daba, y me llegaba incluso a olvidar del vacío que sentía dentro de mí. Vida social frenética, noches de sábado intensas, de aquí para allá. Aparentemente todo era lo propio de la edad y del contexto social de la época. Hasta que llegó un momento en el cual, se puede decir que… me reformé.

Hice un cambio radical y recordé que deseaba salir de mi casa por méritos propios basados en los estudios. Recordé que desde que tenía once años, sabía que ser psicóloga era parte de mi propósito de vida. Fue como una revelación. Se encendió algo dentro de mí que se había apagado durante muchos años. De pronto, mi vida volvió a tomar sentido. Volví a sentir un compromiso interno que iba más allá de mi propia persona. Sentí una conexión profunda e incluso espiritual. Recordé. Volví a tomar las riendas de mi vida y me enfoqué principalmente en mis estudios. También recordé que ya con once años me compré mi primer libro de psicología que me ayudó a darle valor al cuerpo como una fuente de información personal: *Tus zonas erróneas* de Wayne W. Dyer, psicoterapeuta con un doctorado en la Universidad Estatal de Wayne y profesor asociado de la Universidad St. John de Nueva York.

Recuperé el tiempo perdido e hice varios cursos en uno. Por la mañana estudiaba un grado de formación profesional, y por la tarde estudiaba bachillerato en el instituto nocturno. No sé cómo lo hice, pero lo aprobé todo y, además, con nota. Mi constancia y perseverancia aparecieron casi a diario. Sentía dentro de mí que mi propósito tenía un sentido, una causa, aunque no sabía aún para qué. Ahí comencé a tomar fuerza. ¿Te has planteado cuán importantes son la constancia y la perseverancia? Es importante atender el lenguaje interno con el que, incluso sin darnos cuenta, nos decimos mensajes a diario. Eso que nos decimos puede, o bien sacarnos de un apuro, o bien hacer que caigamos en picado.

Los años pasaron. Mi primer año de carrera llegó. Un familiar directo sufrió un accidente durante aquel primer año, y gran parte de mi presente también se transformó. Decidí pedir un traslado para poder estar más cerca de la familia, y ahí fue cuando comencé mi primera formación prolongada en cuanto a duración. Cuatro años de seminarios y más de cien horas de sesiones para ser terapeuta Gestalt, como comentaba al inicio. Me gustó muchísimo, pues las sesiones eran vivenciales. Y yo soy de esas personas que creen que sin la vivencia y la experiencia, el modo de experimentar es mucho más superficial, es más racional, teórico y mental.

Durante aquellos años y muchos más me acompañó siempre un síntoma: el hirsutismo, un exceso de vello consecuencia de un desequilibrio hormonal del cual hablaré en otro momento. Aquel síntoma fue, junto con otras cuestiones en el ámbito de la pareja, motor de mi propia autoindagación. En mi caso se trataba de un hirsutismo leve, pero incluso así me supuso un auténtico calvario y lo viví muy mal desde los catorce años, cuando me lo diagnosticaron. Algo no me cuadraba: ni en las soluciones que me ofrecían, ni en las causas que se suponía que lo provocaban. Siempre he creído en el poder del cuerpo, en que tiene un lenguaje único a veces tan misterioso como el propio universo. Para mí, el hirsutismo ha sido un gran maestro, y aunque desde hace algún tiempo ya no está, a veces aparece mostrándome algo más a un nivel incluso más sutil. Ese síntoma para mí fue foco de mucho desamor. En lugar de darme cuenta de lo poco que me quería, me focalizaba en ese síntoma, dándole todo el protagonismo, sin darme cuenta de que eso no era lo importante. Eso era solo lo que se veía en la superficie. Lo importante era mi falta de amor y valoración hacia mí misma, lo cual ha sido foco de superación continua y diaria, y me ha llevado al convencimiento de que incluso si ahora me amo mucho más que antes, el amor es un arte que hay que cultivar a diario. El amor hacia una misma y, por tanto, hacia lo que nos rodea. Así que podría decir que incluso a día de hoy sigo aprendiendo lo que es el amor, cada día un poco más. Un aprendizaje que no finaliza jamás, ya que el amor es infinito.

Por aquel entonces ya era una veinteañera y había tenido mis primeras experiencias sexuales. Creía que me conocía y conocía mi cuerpo. Creía que mi sexualidad era satisfactoria. Aparentemente todo era normal en el ámbito sexual. Tenía una pareja estable, tan estable que a veces incluso me aburría. Disfrutaba de mi sexualidad. Eso creía.

Durante la formación, asistí a un taller residencial de trabajo corporal y bioenergética con los reconocidos terapeutas gestálticos Pedro de Caso y Dalia Plaza. Tras el residencial, mi vida nunca volvió a ser la misma. Por aquel entonces, sentía un miedo irracional cuando llegaba la noche. No entendía por qué me sucedía, pero era algo recurrente. Me superaba.

Del mismo modo que creía en el poder del cuerpo, me asustaba. Cuando trabajaba la parte teórica, me encontraba mejor. Mucho mejor. Evitaba el cuerpo. De modo que la bioenergética me hizo ir directamente a eso que tanto estaba evitando y que yo misma había olvidado.

Un día, comenzamos a hacer un ejercicio cuando aún era de día pero ya comenzaba a caer la tarde. Sentía una resistencia a continuar moviendo mis piernas. No sé cuánto tiempo estuvimos haciendo aquel ejercicio, pues perdí la noción del tiempo. Mi mente se iba a distintos pensamientos, y mi intención era ser una observadora de mi propia verborrea mental para regresar de nuevo a mi cuerpo, a mi raíz. Y volví, ya lo creo que volví. Parecía que no estaba sucediendo nada, pero cuando abrí los ojos me di cuenta de que era de noche, y fue entonces cuando lo vi todo. Como si de una película se tratara, pude recordar a modo de flashes distintas escenas de un momento concreto de mi vida. La sexualidad siempre fue muy muy importante para mí, pero nunca pude imaginar que lo fuera tanto ni con tal dimensionalidad. Cuando abrí los ojos en aquel ejercicio de bioenergética, no podía creer lo que estaba sintiendo. Mi mundo se derrumbó y sentí una rabia incontenible. No podía parar de llorar y no me salían las palabras. Temblaba y lloraba. Sentía vergüenza, culpa, vulnerabilidad y todas las emociones y mecanismos de defensa que se pudieran contar a la vez. Necesitaba pensar y sentir si lo que había visto era verdad o si estaba loca.

Afortunadamente, me armé de valor y, tras descansar durante la noche, (que para mí duró tanto como un año o más) decidí compartir en el grupo lo revivido. Comencé diciendo: «No sé si esto es verdad o no, pero acabo de revivir un tocamiento, abuso o agresión sexual sucedido en mi propia casa cuando era niña. No me lo puedo creer». El terapeuta me preguntó: «¿Quieres que lo trabajemos?». Y yo dije: «¡¡SÍ!!».

El recuerdo que reviví fue el siguiente: era de noche y yo era una niña de unos seis o siete años aproximadamente. Creía que alguien, un hombre, cercano a mí y familiar directo, vendría a darme las buenas noches. Así que cerré los ojos esperando a que me las diese cuando llegara. Pero no fue esto lo que sucedió. Sí que vino a mi cuarto, pero lo que hizo fue colocar su mano sobre mí en un lugar en el que no se debe tocar a nadie, y menos de esa edad, sin antes haber pedido permiso, ni siquiera a una niña. Tocó mis pechos y mi clítoris. Yo me aterroricé. Me quedé bloqueada, invadida por el miedo y paralizada. No sabía qué hacer. Aun siendo una niña, mi capacidad de supervivencia me salvó de algo peor. Me quedé ahí unos segundos que parecieron toda una vida y pensé: «Si abro los ojos me mata. Mejor me hago la tonta, como si fuera a despertarme. Y así hice. Intentando disimular lo máximo posible, puse en acción mi plan. Hice como que me desperezaba y comencé a moverme un poco. Él paró. Yo me volví hacia mi lado izquierdo. Él olía a alcohol. El movimiento que hizo reflejaba algo así como: «¿Qué estoy haciendo?». Y se marchó. Yo me quedé allí sin saber qué hacer. Paralizada. Bloqueada y llena de dolor. A lo lejos escuché que esa persona y la que por aquel entonces era su pareja mantenían una relación sexual. Tal fue el impacto y el dolor de aquella experiencia que la olvidé durante más de quince años. La olvidé por completo.

Cuando la realidad ya nunca es la que fue

Me quedé en shock tras revivir aquella experiencia, pero a partir de ese momento, lo que había sido un golpe se convirtió en mi mayor talismán, un trabajo de toda una vida, y mis miedos comenzaron a decrecer.

Al volver del taller residencial, me salió un bulto en la zona genital. Yo no sabía lo que era y me asusté. Tenía veintiún años aproximadamente. No importaba si me había masturbado con anterioridad o no, tampoco si había tenido relaciones sexuales o no, el caso es que yo no sabía qué era. La vulva en sí, salvo para una depilación o algo circunstancial, no me la había observado en mi vida. Cuando llegué a casa, se lo comenté al que entonces era mi novio y él me dijo: «Eso es tu clítoris y está muy inflamado». Sentí muchísima vergüenza y me di cuenta de lo poco que me conocía. Incluso si yo me creía una chica independiente y que disfrutaba de la vida y la sexualidad, tomé conciencia de que en un nivel más profundo, no era lo que parecía. Esos días cambiaron mi vida. Entré en un estado de luto profundo, de rabia con todo y con todos. Me alejé totalmente de mi ciudad durante mucho tiempo, y se instaló en mí un dilema profundo sobre si estaba loca o si todo aquello era verdad, pero lo cierto es que las piezas del puzle encajaban cada día más.

¿Pueden unos segundos de una existencia marcar tantos años de vida? En mi caso puedo afirmar que sí. Pueden. Incluso cuando creemos que no nos han marcado, pueden hacerlo. Eso sí, la capacidad de transformación y evolución del ser humano es infinita, y no depende de nada más que de la capacidad que tenga esa persona de poner en juego todos sus recursos, y cuando esos recursos no están, tener la capacidad de generarlos, incluso, si es necesario, pidiendo ayuda, apoyo y guía.

Anduve varios años bajo las alas de la rabia, el dolor, el llanto, el alivio, el rechazo y la aceptación. Hice cursos y cursos para liberar, entenderme y reconocer que lo que me había sucedido era cierto y, finalmente, estaba siendo el puente para realizar conmigo misma todo un trabajo de autovalidación. Había vivido ese acontecimiento y había condicionado mi vida (incluso sin saberlo, durante más de doce años) pero en mis manos estaba elegir qué tipo de vida quería para mí.

Comencé a darme cuenta de que incluso mi cuerpo se había visto marcado con la huella de aquella experiencia, no solo mi mente o mis actitudes. Observaba cada día más claramente el reflejo de que aquella experiencia también me había llevado a somatizar ciertos síntomas. Uno de ellos fue el hirsutismo, el cual sentí que estaba asociado a este acontecimiento. A pesar de que el hirsutismo era leve, para mí representó a nivel emocional:

➤ Un rechazo a mi «ser mujer», pues no me gustaba y me generaba mucha vergüenza.
➤ Un no querer gustar, pues podía ser peligroso que un hombre me mirara (ni siquiera me daba cuenta, pero me daban miedo los hombres, aunque tenía muy buenos amigos, aparentemente).
➤ Una defensa para que no me hicieran daño (a veces yo misma me creía que no me importaba el aspecto físico, y si algún chico me decía algo, estaba a la defensiva sin darme cuenta).
➤ Un identificarme con lo que tiene poder o con quien está a salvo, es decir, el hombre, y no querer ser lo débil: la mujer.

Descubrir esto me llevó varios años más. Para mí son heridas o marcas de vida que, si tienes el valor y la sabiduría de adentrarte en ellas, se convierten en el puente para transformar el dolor en crecimiento, en sana-acción, en placer, en plenitud, en libertad, en gozo, en salud.

Con el tiempo y muchas horas de trabajo personal, he podido descubrir que el hecho de que una persona invada la intimidad de otra sin consentimiento tiene muchas consecuencias, y algunas muy sutiles. Lo he observado en mí pero también en muchas mujeres que he escuchado. En mi caso:

➤ Me ha llevado a tener miedo de que me sucediera eso en otras ocasiones y a estar en estado de alerta incluso durante los años que no recordaba este episodio de mi infancia. Sin darme cuenta, me veía controlando situaciones y planteándome cuestiones a nivel práctico que giraban en torno al hecho de poder vivir alguna agresión, pero, como lamentablemente este es un hecho tan extendido, pasaba por parecer «lo típico que todas las mujeres se plantean».

➤ Me hizo evitar el cuerpo. Durante mucho tiempo, cada vez que iba a hacer algo de trabajo o ejercicio corporal, sin darme cuenta lo evitaba. Realmente lo que evitaba era revivir los recuerdos que el propio cuerpo puede hacer emerger de forma imprevisible, pero que ni yo misma conocía. He podido comprobar, y lo veo diariamente en la consulta, como en el cuerpo hay un sinfín de registros importantes que hay que considerar, porque esconden muchas voces silenciadas de sucesos vividos y que, una vez que tienen la posibilidad de salir a la luz, permiten una transformación completa de la historia de esa persona. Del silencio y el olvido se pasa a la toma de consciencia y liberación.

➤ Me llevó a rechazar mi propia belleza femenina, porque temía que, por el hecho de ser bella, me pudieran agredir sexualmente. Esto no me resultó fácil de detectar, puesto que era un mecanismo más sutil que obvio a la hora de percibirlo. Entendí de esa manera la obsesión que tenía con el vello provocado por el hirsutismo, ya que de algún modo yo creía que nadie me iba a querer así. El vello era lo superficial, pero lo importante era lo que eso representaba para mí. Por lo tanto, paradójicamente, vivía en una continua protección, camuflando mi belleza femenina.

➤ Me provocó miedo al hombre y miedo al amor. En general, hoy en día, hay mucho miedo al amor y mucho miedo, por parte de las mujeres, al hombre. Es fácil observar algún tipo de mecanismo en las mujeres que las ayuda a protegerse del hombre incluso sin ser conscientes de ello. Aunque pueda haber algún síntoma evidente, cuando en estos casos somos capaces de dar un paso más, veremos que no es solo una protección hacia el hombre, sin más. Que hay más. Y ese «más» es la verdadera causa y lo verdaderamente importante. Precisamente cuando fui consciente de mi miedo al hombre, decidí trabajármelo hasta la raíz, pues tomé consciencia de que con ese miedo camuflado no podría vivir la verdadera relación que mi ser sabía que yo merecía: una relación basada en el amor y donde reconocería a mi pareja, al igual que él a mí. Durante muchos años, una vez que ya identifiqué mis defensas y mi necesidad de protección, trabajar mi vulnerabilidad fue lo que me guió, así como mi integridad a la hora de reconocer que necesitaba trascender ciertos aspectos de mi interior para que mi pareja consciente se materializara. Ahí tomé consciencia y conocimiento de que la pareja es un reflejo de ti. La pareja no es alguien que llega por casualidad. La pareja es un camino de conocimiento y, a veces, para llegar a ella necesitas realizar un trabajo previo que vaya permitiéndote transformar corazas y miedos en fortalezas y amor personal, como sucedió en mi caso.

Con los años, el puzle se completa

Ahora miro hacia atrás y me doy cuenta de la trascendencia que tuvo aquella experiencia en mi vida, hasta el punto de que toda mi labor nació en ese instante de mi vida. Ahora todo lo veo de otro modo, a veces incluso parece que aquello sucedió en una vida anterior. Ya no hay cabida para el enfado o la rabia. Ahora, el espacio es para la satisfacción personal de haber sido capaz de transformar completamente aquella situación. A partir de ahí comienza mi trabajo actual, mi verdadero conocimiento del ser mujer, del amarme a mí misma y desde ahí poder ayudar a que otras personas se amen a sí mismas. También ahí comenzó mi exploración de lo que para mí es una sexualidad digna, placentera, inocente, gozosa, sana, plena, consciente y libre. La experiencia de vida no tiene nada que ver con los títulos, aunque se tengan y también sean importantes.

Con veintiún años ya tenía consulta como kinesióloga, además de ejercer en otras técnicas más, así que las personas que acudían cada día iban mostrándome distintas necesidades y posibilidades. Los casos de abusos de un modo u otro fueron estando más presentes en mi vida. A veces el abuso era de tipo sexual, pero fui observando que el abuso comprendía otros casos, y no solo el sexual o de la infancia. Por ejemplo, había mujeres que abusaban de sí mismas, de su propia confianza en ellas, de sus necesidades de descanso, etc. Detrás del abuso siempre hay falta de respeto, por lo tanto, el respeto desde el corazón hacia uno mismo y hacia el entorno cada día fue atrayendo más mi atención. Mi sorpresa era que, cuando me atrevía a contar lo que me había sucedido, más y más personas se atrevían a contarme que habían vivido algo similar.

Las personas seguían llegando a mis cursos y sesiones. Cuanto más me conocía a mí misma y más aceptado tenía lo sucedido, más casos se daban de personas que me decían que habían recordado algo olvidado. Quizás ni siquiera lo sabían de mí, pero comenzaron a llegarme casos de este tipo. Comencé a sentir que estaba tomando sentido lo que antes había rechazado tanto. También, que si yo había podido olvidar eso hasta el punto en el que lo había hecho y con el interés que tenía por el crecimiento personal, la terapia y la espiritualidad, ¿cuantísima gente debía de haber en el mundo con este tipo de herida «camuflada», ya fuera a través de los síntomas emocionales y/o físicos? ¡Yo había hecho mucho trabajo personal y casi lo olvidé durante unos doce o trece años! Eso me daba mucha fuerza para seguir trabajándome y seguir haciendo lo que hacía; sentía que era mi misión de vida.

Aún recuerdo el día en que mi psicoterapeuta, que también es psicóloga clínica, María Victoria Martos, me regaló el libro de Jean Shinoda Bolen *Las diosas de cada mujer*. Ella estaba convencida de que ese libro me ayudaría. Me he mudado varias veces de casa, pero ese libro ha venido conmigo siempre. Cuando alguien te regala algo y en ese algo va implícito mucho amor, hay momentos en la vida en que eso pasa de ser un objeto o un regalo más a ser un objeto de poder. Con los años fui observando que a medida que iba valorando más mi propia persona, no solo valoraba más mis relaciones, también los objetos y la cualidad que tenía cada cosa en mi vida. Poco a poco fui revalorizando mi vida, y eso siempre me llevaba aún más a mí misma. Llegó un momento en el que tomé consciencia de que todo estaba dándose en mí para que aprendiera lo que era el Amor. Lo que antes era una carga, ahora lo vivía como una oportunidad para reconocerme como la mujer que en esencia era en ese momento, y se fue ampliando mi entendimiento del hecho de ser mujer.

El ir adentrándome en mí misma me llevó a hablar con la persona que abusó de mí. Le expliqué lo sucedido y cómo lo viví, pero él no lo reconoció: «Eso lo habrás soñado tú», me dijo. Y yo le respondí: «Ojalá hubiese sido un mal sueño. Sabes de sobra que si no fuese verdad, yo no estaría aquí diciéndote lo que te estoy diciendo». Él me miró con dolor y con esa mirada entendí que no estaba loca, que aquello había sucedido de verdad y que ahora era mi trabajo reconocerme, asumir mi parte, devolverle su responsabilidad y honrarme como mujer. Sin embargo, con los años he visto que tomar mi propia responsabilidad era la clave de todo. Responsabilizarme de mí, de la vida que elijo, de la vida que quiero, de lo que en mi interior está sucediendo independientemente de lo que externamente suceda. Esa es la clave que me hizo libre.

Fui a ver a todas las personas de mi familia que en ese momento consideré importante visitar y se lo conté. Más allá de lo que pasara, necesitaba expresar lo sucedido y darme credibilidad a mí misma, asumir mi vida y hacerme cargo de la mujer que era. Expresé mi rabia ante la desprotección y, al hacerlo, liberé muchísima carga, devolví responsabilidad y a su vez, al ser ya adulta, entendí que mis padres ya habían cumplido y que mi vida dependía de mí, que ahora tenía que ser mi mejor figura maternal y paternal. Ya no había nada que reclamar, incluso si no encontré el apoyo que buscaba y esperaba. Muy al contrario de lo esperado, recibí acusaciones y culpa, e incluso me invitaron (por decirlo de algún modo) a irme de la casa. Me llegaron a decir que si eso había sucedido, algo habría hecho yo para que pasara. ¡Cuánta culpa e indignación sentí en ese momento! Se suponía que iba a verles para recibir apoyo. No entendía nada. Con los años, lo entendí. No se trataba solo de ellos, se trataba de mí. Era yo quien tenía que saber que eso era cierto. Era yo quien tenía que dejar de culparme, porque una niña no tiene la culpa de nada. Era yo quien tenía que amarme tal y como era, aceptar mi vida tal y como era, sin juicios y con su propia verdad. Era yo quien necesitaba perdonarme y, solo así, quizás algún día, podría perdonar. Debajo de toda esa rabia lo único que había era dolor. El dolor de no haberme sentido a salvo, cuidada ni amada. Ahora me tocaba a mí hacerme cargo de mí.

Aunque aún estaba profundamente indignada, me di cuenta de que el vello me importaba menos. Entendí que solo si perdonaba en mi corazón, podría liberarme. Si permanecía en el rencor, el dolor me impedía vivir mi vida presente y me retenía en lo sucedido. Decidí apostar por mí. Ese perdón no lo conseguí en cuestión de días; me llevó años alcanzarlo. Solo así logré poder relacionarme de forma honesta con la persona que abusó de mí. Durante estos años, cuando así lo he necesitado, he vuelto a hablar con él para expresar lo que sentía y pensaba. Había quien no comprendía que quisiera volver a hablarle, porque supuestamente tendría que haberlo condenado de por vida. Y lo hice. Pero llegó un momento en mi vida en el que me di cuenta de que mi paz interior era más importante, y liberarlo a él era liberarme a mí. Tenía que hacerlo. No se trataba de él, se trataba de mí. No hay ninguna justificación ante un abuso, y no es en absoluto tolerable. Sin embargo, yo necesitaba sanar, y sentía que odiarlo y juzgarlo no me llevaba finalmente a resolver lo que sentía en mi interior. Era el mundo al revés. No era lo que me habían enseñado, pero sí era lo que sentía en mi corazón, y por amor propio y dignidad decidí hacerme cargo de mí. De modo que seguí sanando mis heridas hasta que verdaderamente esa vivencia no tuviese tanto peso en mi vida. Tenía el convencimiento de que aquel era mi trampolín hacia mi plenitud y libertad personal como mujer y como persona.

Pasaron unos cinco años. En uno de mis talleres residenciales con mujeres, las participantes liberaron muchos recuerdos sobre abusos. Algunas de esas memorias eran de ellas, pero otras lo eran de sus ancestras e incluso del inconsciente femenino. Esa experiencia no me dejó indiferente, y me llevó a hacer una revisión más de mi historia y a un nivel más profundo. Volví a necesitar hablar con esa persona. Encontrar el momento para volver a abordar el tema. Cuando encontré la ocasión le dije: «No me puedo creer que me hayas podido hacer eso, a veces siento ganas de matarte. Necesito que lo reconozcas». A lo que él respondió: «No puedo, Isabella, si lo hiciera sería como reconocer que soy un monstruo».

Yo sabía que a pesar de todo él no lo era, aunque era horrible lo que había hecho. Claro que era su responsabilidad como adulto y no la mía, pero ahí había algo más de lo aparente. En eso es en lo que yo me centraba. De hecho, esa persona para bien o para mal ha jugado un papel muy importante en mi vida. Lo peor que podía hacer era cargarme del peso y del rencor. Así que decidí que en mi caso la solución sería reparar el daño y enfocarlo de manera que esa experiencia no tuviese más poder que yo misma y, por supuesto, tampoco esa persona.

Mi respuesta fue: «No, no lo eres. Eso nunca tendría que haber sucedido, pero si lo fueras yo no estaría aquí».

Aún recuerdo las primeras veces que había escuchado que incluso lo doloroso tenía un sentido. No era capaz de creérmelo, incluso lo juzgaba. Simplemente, no estaba preparada para experimentarlo. Hoy en día, creo que no hay que aprender a través de experiencias traumáticas. No existe justificación alguna, por supuesto que no. Sin embargo, en ocasiones sucede. Hasta que una elige hacerse la vida más fácil, estamos domesticadas y condicionadas hasta lo más profundo a complicarnos la vida, también a través de las situaciones que protagonizamos y vivimos. Pero todo tiene un final si una así lo elige. Por otro lado, si existiese la consciencia y educación necesarias, muy probablemente muchas de estas agresiones no sucederían. Muy probablemente esta persona no hubiese llegado a eso de haber tenido otra consciencia y autoresponsabilidad. Pero recuerda: no hay nadie en tu vida con más poder personal que tú. Esto tiene sus consecuencias, unas nos gustan más y otras menos. Las situaciones pueden acontecer, pero cómo las manejas y permites que condicionen tu vida depende de ti y de tu capacidad de crear recursos. Por eso, tener acceso a la información de calidad, recibir una buena educación sexual y pedir ayuda cuando es necesario es vital.

Uno de mis grandes aprendizajes con esta experiencia fue la importancia del darme una vida fácil, sencilla, amorosa, gozosa y placentera. Aprender desde lo fácil, lo lúdico, el relax, lo simple. Podemos elegir sanar desde el amor, desde lo suave, desde lo armónico, desde la dulzura. Elegir dejar atrás la experiencia de crecer a través de las crisis o el dolor. Eso ya es viejo para mí. ¿Y para ti?

Tras aquella conversación, una vez más me di cuenta de que era yo la que me tenía que reconocer, valorarme, creerme y tomar las riendas de mi propia vida. A día de hoy, la sexualidad para mí no es solo el momento del acto sexual. La sexualidad es un camino de vida, una fuente incansable de conocimiento, la cual no depende de tu relación con el exterior: está completamente centrada en tu relación contigo misma. Es tan inmensa tu relación contigo que solo te pertenece a ti, a nadie más. ¡Fíjate si eres grande! De aquella experiencia aprendí que nada es lo que parece, y que es más importante ver lo que está debajo que lo que está en la superficie (aunque también sea importante). Otra cosa importante es no juzgar ni identificarte con las situaciones, pues lo que en un principio puede parecer la peor situación de tu vida, quizás sea una oportunidad para que veas todo tu potencial interior y capacidad de transformación. Tomar las riendas de tu vida, tomar tu propia responsabilidad, bendecir cada paso que das por el simple hecho de darlo y superarte a diario son experiencias que cuando las practicas (que ha de ser a diario) te hacen pasar de un nivel primario a otro superior e incluso de grado.

Aquella experiencia y aquel hombre marcaron un antes y un después en mi vida. He conseguido transformar el acontecimiento más doloroso que viví en una puerta que se abrió a través de una herida inconsciente. Esa herida fue cicatrizando, y con ella muchas mujeres y hombres han ido también recordando sus propias heridas y, aunque sea extraño, lamentablemente muchas y muchos de quienes leáis *Tu vagina habla* también habréis vivido una experiencia similar. No es un caso aislado, no. Lo veo casi a diario, ya sea en mis cursos, en sesiones o en mi bandeja de entrada de email. También sé que hablar de ello empodera, normalizar el hecho de que esto sucede (sin justificar ni apoyar el que siga sucediendo) es un acto de liberación para quien lo ha vivido, que puede darse cuenta de que no solo le ha pasado a esa persona. Y aunque no lo justifique, me guste o no, aquel hombre también ha contribuido a que hoy sea la que soy, así como al hecho de que desde hace ya más de quince años me haya dedicado a acompañar a las miles de mujeres y hombres en su camino a través de la psicología, la consciencia y la sexualidad.

Tras varios años de trabajo en mi propia validación personal y confianza, en diciembre del 2017 recibí esa esperada petición de perdón. Unos treinta años después de lo sucedido y algo más de una década después de atreverme a decirlo por primera vez.

Esto sucedió una vez que me había cansado de reclamarlo y de necesitarlo, de tal modo que, incluso sin ser consciente, casi mendigaba ese perdón (al igual que el amor). Sucedió cuando decidí perdonarme a mí misma por no haber creído en mí desde el minuto cero. Cuando casi se me había olvidado que necesitaba ese reconocimiento externo y petición de perdón. Cuando comprendí que yo era responsable de mis actos, no de los de él ni de nadie, ni tampoco nadie era responsable de si ese acontecimiento era vivido por mí de un modo u otro. Cuando ya me había amado lo suficiente como para ni siquiera necesitar nada de él ni de nadie de aquel escenario. En ese momento… llegó.

Nunca olvidaré ese día. Fue uno de los momentos más felices de mi vida y uno de esos momentos donde he recogido uno de los grandes frutos del arte de amarse a una misma. Cuando no necesitas, todo llega. Cuando no reclamas, se te ofrece. Cuando no exiges, puede expresarse lo auténtico.

Así que hazte el favor de:

➤ Ser tu mejor amiga.
➤ Amarte, valorarte, reconocerte, confiar en ti, dignificarte, honrarte y responsabilizarte de ti.
➤ Mirarte todos los días al espejo y decirte una y otra vez cuánto te amas y, si no te lo crees, sigue diciéndotelo hasta que te lo creas.
➤ Darte una buena vida.

Y recuerda: la persona más importante de tu vida ERES TÚ.

Todo lo que te comparto y compartiré a lo largo de *Tu vagina habla* no es solo teórico, es vivencial y forma parte de mi experiencia de vida. Con los años, y por distintos motivos, casi podría decir que el hirsutismo se desvaneció y esa pareja que tanto sentía y trabajé en mi interior también llegó. Si yo puedo, tú puedes. Todos somos capaces de conseguir lo que sabemos que merecemos.

En estos años aprendí que:

LA SEXUALIDAD ES UN CAMINO DE AUTOCONOCIMIENTO Y EVOLUCIÓN.

Así que:

NO TE CONFORMES CON MENOS. YO ELEGÍ MERECER.

Es tu momento para:

ELEGIR BIEN.

Aprendí que hay un paradigma convencional del que decidí salir. Nos enseñan a amar a través de tener a alguien al lado, y eso no es así. Para poder alcanzar el amor, hemos de amarnos realmente. El único romance que te puede durar toda la vida será el tuyo contigo y ¡hasta ese hemos de aprenderlo! Ese es tu verdadero amor. El amor está dentro. No es la otra persona. Eres tú. Llevo años enseñando a hombres y a mujeres a cambiar su visión y tomar consciencia de que si realmente quieres atraer a esa persona a tu vida, se trata de darte cuenta de que te tienes a ti. Eso lo primero. Amarte. Y desde ese amor, dado que somos como un campo magnético, atraerás a ese amor que sientes en tu corazón. No es ir hacia. Es desde dentro permitir que llegue. Eso no va a caerte del cielo. Eso va a ser el resultado de tu trabajo interior y tu toma de decisiones, las cuales han de ir en la dirección de tus valores personales, amor propio y consciencia.

A mi pareja la conocí en uno de mis cursos de «Sexualidad sagrada para hombres y mujeres». El reconocimiento fue superior a lo que nuestras mentes pudieran pensar. Al cabo de dos días comenzó nuestra relación, que hoy continúa y evoluciona día a día. Obtuve mi recompensa ante tantos años de indagar en mi interior y la práctica de la coherencia en la medida de mis posibilidades entre lo que quería y lo que me daba. A partir de ahí y hasta el día de hoy, cada día es un aprendizaje de incalculable valor para los dos. Siempre prevalece el amor, pero no solo el amor hacia el otro, sino el amor hacia uno mismo, porque es desde ahí que podemos amar al otro. Cuando se nos olvida, nos lo recordamos. No siempre es ideal pero siempre es real.

Deseo que mi historia, así como este libro, te ayude en tu camino. Como ves, soy de las que considera que el camino se hace caminando y amando, simplificando y honrando. Eso comienza primero dentro y luego se expande fuera.

Todas las personas estamos en evolución, da igual la profesión que desempeñemos o la labor que hagamos. Todos, absolutamente todos, estamos aprendiendo, sanando, transformando, integrando, a veces haciendo las cosas mejor y otras de forma diferente. Cada uno en su grado de evolución. Siempre hay oportunidades para mejorar lo aprendido, siempre. Todo comienza, se moviliza y se transforma dentro. Todo es posible.

Sea lo que sea que estés viviendo o hayas vivido, también puede quedar atrás si así lo decides. Todo lo que te propongas, es posible. Eso sí, necesitarás constancia y buena guía. Invierte en ti. No lo dudes nunca. Invertir en ti es tu mejor inversión.

Podría nombrar a personas muy reconocidas con quienes he tenido el placer de compartir conocimiento en público o en privado, sea porque he asistido a sus cursos o ellos a los míos. Podría también mencionar a personas que no son conocidas y con quienes en un simple café he vivido grandes procesos de evolución, o mujeres que con sus emails u hombres en sesiones me han cambiado la vida con el simple hecho de acompañarlos. Sin embargo, deseo que todo el mundo se sienta nombrado y reconocido. Todas las personas que formáis parte de mi vida sois igualmente importantes. De todas aprendo, y es por ello que me siento profundamente afortunada, porque cada día es una gran oportunidad con personas como tú, lector o lectora, en mi vida. Así que reconoce cuánto vales. Toma las riendas de tu vida y haz de esta existencia la mejor de todas ellas. Es el momento de conectar con tu creatividad, tu corazón y tu poder personal a través de tu sexualidad. El mundo te necesita en tu máximo esplendor. Lo mereces. Todos lo merecemos. Así que aporta lo mejor de ti a este mundo al que has venido para ser feliz.

Comienza el viaje

Deseo que este libro sea leído por muchos hombres, pero soy consciente de que probablemente será más leído por mujeres que por hombres. Por eso, y porque el contenido del libro habla principalmente de nosotras, mujeres, vamos a hablar en femenino mayoritariamente.

Otra particularidad de este libro es que no vamos a hablar de labios mayores y menores. No. Jamás. ¿Por qué? Porque en la actualidad hay millones de mujeres que están operándose los labios genitales. Hay quien lo hace porque lo necesita debido a un problema real o porque lo desea de verdad. Pero hay muchas mujeres que lo hacen debido a un malentendido de creencias que sostienen que los labios internos tendrían que ser menores que los externos (mayores). De hecho, en los libros de texto y en general en cualquier información acerca de los labios vaginales, casi siempre se alude a si estos son mayores o menores. Pero la realidad no es así. Cuando ves muchas vulvas, te das cuenta del gran engaño en el que vivimos, y la realidad es que en muchísimas ocasiones lo habitual es que los labios internos sobresalgan. Sí. Te puede pasar. ¿Y qué? No pasa nada. Como soy de esas mujeres que piensan que el lenguaje es importante y nos condiciona para bien o para mal, por dignidad para con nosotras vamos a mantener un lenguaje más objetivo en cuanto a esas maravillas que son los labios genitales femeninos. Un lenguaje donde lo interno no sea menor ni lo externo mayor. Dejemos que simplemente sean como sean. A veces, los internos serán más grandes que los externos, y en otras ocasiones los externos serán más grandes que los internos. Es más, tal y como son, estamos seguras de que son perfectos. ¡Que vivan tus labios tal y como son!

La comparación es un tema recurrente en el mundo femenino y también en el masculino. ¿Te han inculcado compararte con otras mujeres, con tu hermana, con tu amiga o con tu compañera de clase? Muy probablemente sí. Eso, además de desmerecerte como mujer, te impide conocer verdaderamente a esas personas. Es un modo de cegar a la mujer para que se olvide del propio poder personal e interno que tiene. ¿Qué sucedería si realmente asumes que eres incomparable y que cada persona es incomparable? Si es a alguien a quien has de superar es a ti misma cada día.

Cuando una mujer o un hombre están seguros de sí mismos y no resuenan con la comparación, podrán potenciar realmente sus cualidades, porque lo que nazca de ellos será auténtico. Recuerda siempre que eres única y que toda persona es única. Ni más ni menos. Potenciar este aspecto y vivir consciente de esa unicidad, además de ser un alivio, engrandece.

EJERCICIO

En tu cuadernito mágico escribe todas las palabras que recuerdes que te han dedicado a modo de comparación, especialmente aquellas que han sido repetidas y te han suscitado algo como mujer. Pongamos ejemplos:

➤ Quizás con tu hermana cuando te han dicho: «Tienes que ser igual de buena que tu hermana». O «fíjate, con lo que habla la otra y lo callada que es esta».

➤ Quizás contigo misma: «Es que antes estabas mucho más delgada que ahora. Rubia pareces más joven». O si te han dicho: «Yo no me compraría esto, porque pareces un macho».

Pon nombre a las personas que te dedicaron esas palabras y comparaciones. Por ejemplo:

La tita Mari: «Fíjate, con lo que habla la otra y lo callada que es esta».

Cuando las tengas todas, haz un ejercicio de reafirmación con lo que sientas que te hace bien ante esa frase que te dijeron, es decir, lo que te hubiese gustado escuchar. Seguimos con los ejemplos:

La tita Mari: «Fíjate, con lo que habla la otra y lo callada que es esta».

¿Qué te hubiese gustado escuchar?: «Tu hermana habla mucho. Tú eres introvertida, pero, ¿sabes qué? ¡Ambas sois maravillosas tal como sois!».

Cuando tengas tus reafirmaciones ante cada una de esas frases que has recibido, continúa.

Imagínate a esa persona frente a ti. Puede que al tener varios mensajes distintos esas personas también varíen. No importa. Si tienes varios mensajes de la misma persona, ve diciéndolos uno a uno. Tomaremos el mismo ejemplo, pero tú adáptalo en cada caso, según sea lo mejor para ti. El mensaje sería del tipo:

➤ Gracias, tita Mari, por tu mensaje. Que me dijeras que mi hermana hablaba mucho y yo era muy callada tantas veces me hizo sentir rara, pero ¿sabes qué? Hoy sé que mi hermana hablaba mucho y yo era introvertida. Sin embargo, ambas somos maravillosas tal y como somos. Te libero y me libero. No solo se trata de ti, también se trata de mí. Ya he aprendido a confiar en mí y en mi sentir, es por eso que tus palabras ahora me ayudan a creer todavía más en mi propio potencial femenino.

Siente un poco más a esa persona frente a ti. Observa lo que se mueve dentro y fuera de ti. Tómate el tiempo que necesites.

Puedes repasar mensaje a mensaje en el mismo momento, o bien hacer este ejercicio con varias personas o mensajes en un momento y dejar otros para otro momento, o incluso otro día.

Observa tus siguientes siete días tras hacer este ejercicio, y ya me contarás.

La mayoría de las mujeres no tenemos mucha consciencia de muchas partes de nuestra zona genital. De hecho, en muchas ocasiones creemos que nos conocemos, pero luego nos damos cuenta de que no tenemos ni idea de qué pasa realmente en esa zona que tenemos en nuestra entrepierna. Es decir, no sabemos casi nada de la vulva, el clítoris o la vagina. Aunque sí sabemos que somos más afortunadas que las mujeres de hace años, pues ellas no tenían tiempo ni para cuestionarse qué sucedía en esa zona. Ahora tenemos más información y, además, ellas no tenían acceso a medios que hoy sí tenemos; ellas tenían que estar sacando adelante a toda su familia, entre muchas otras cosas, y apenas tenían tiempo para sí mismas.

Nos suele dar un poco de vergüenza preguntar sobre todo lo de «ahí abajo». Teóricamente hay muchas cosas que ya debíamos saber, pero… Y si nadie nos ha respondido a ciertas preguntas, ¿cómo lo sabemos? A veces vamos al médico y preguntamos entre susurros y preguntas rápidas. En el mejor de los casos la respuesta será fácil y entendible, pero en otros casos puede ser que con tantas palabras técnicas apenas nos enteremos de nada. Sin embargo, una se aprende la terminología aunque no comprende verdaderamente su significado; simplemente la engulle. Ahora existe Internet, y aunque la información ha de ser verificada, nos proporciona muchas pistas e información. No tiene nada que ver con el tiempo de nuestras abuelas o madres. En este sentido, ya hay algo que se ha ganado. También cada vez hay más libros sobre ciertos temas relacionados con esto. En definitiva, entre la aportación de unos y de otros, siempre se sigue sumando. Pero aun así, siguen siendo muy necesarios espacios donde hablar de estos temas abierta y conscientemente, o recursos como este libro, *Tu vagina habla,* que, entre otras cosas, tiene una importante función didáctica para que, puedas vivir tu sexualidad de forma plena y consciente, para que, en definitiva, puedas saber más de tu propio cuerpo y de tu sexualidad, y para que, independientemente de que estés más de acuerdo con unas formas de entender la sexualidad que con otras, puedas replanteártela. Cada vez que lo necesites, sin vergüenza ninguna, te recomiendo que busques en fuentes acertadas, o directamente pidas a los profesionales correspondientes que te expliquen aquello que necesites saber con un lenguaje adecuado al tuyo. Rodéate de gente afín a ti, con quienes puedas estar en confianza y hablar de los temas que sean importantes para ti. También de la vagina, la vulva, los ovarios, los pechos y la sexualidad en general.

Hoy en día es habitual hablar como si conociésemos realmente nuestra intimidad. Quizás lo hacen tus amigas o tú misma ante tus amigas o tu pareja, pero la realidad no suele ser esta. Así que, no te estreses y permítete sentirte novata, porque probablemente en alguna ocasión vas a sentirte así.

Que no te parezca raro no prestar mucha atención a tu zona genital o hacerlo solo en determinadas ocasiones.

Habitualmente, la mujer atiende o presta atención a eso que hay entre las piernas cuando:

➤ Se prepara para una cita.
➤ Tiene un acto social y va a depilarse.
➤ Se prepara para el parto.
➤ Va a tener relaciones sexuales.
➤ Va al médico, al ginecólogo, le pica o tiene algún síntoma.
➤ Tiene la menstruación.

No suele ser habitual (aunque sería genial que desde ahora sí lo fuese) que la mujer preste atención a su zona genital desde pequeña. Lo habitual es que las mujeres que sí le concedemos atención hayamos realizado un trabajo previo, como bien se especifica en el siguiente estudio. En mi experiencia clínica, hay coincidencia con los hallazgos de Fahs, ya que en su estudio algunas mujeres afirmaron que si actualmente apreciaban como positiva su vagina, fue porque lucharon contra los estereotipos negativos sobre ella y realizaron un cambio de percepción. De algún modo, el inicio de su relación con sus genitales no fue positivo, sin embargo, a raíz de un cambio han llegado a tener una percepción más positiva. En su investigación, una profesora comentó cómo sufría especialmente por sus alumnas cuando alguien hacía bromas negativas sobre la vagina o su olor. Tal era su frustración que las intentaba defender ante ciertas groserías.

A día de hoy, no he conocido prácticamente a ninguna mujer que me haya expresado que su relación con sus genitales haya sido positiva desde el inicio. Tampoco suele darse una reacción muy positiva cuando las mujeres se ven por primera vez la vulva o ven una vulva real (no manipulada) a través de una fotografía u otra mujer. Sin embargo, a medida que la percepción va cambiando y van conectando con la mirada del amor, todo se vuelve más agradable y amable, no solo para su percepción; también para su mundo interior y su relación con ellas mismas. Precisamente por esto es tan importante que la mujer tenga acceso a observar vulvas reales y naturales. De este modo, podrá plantearse cosas que quizás hasta ese momento no haya hecho o las haya percibido desde un lugar más superficial.

En ciertas ocasiones, la mujer no tiene una reacción ni positiva ni negativa. Simplemente, percibe su vulva como una parte más de su cuerpo, que está ahí, pero con la que no mantiene ningún tipo de relación. Sería algo así como que ni le va ni le viene. Aunque hay mujeres que tienen problemas reales, y en ese caso es necesario algún tipo de intervención médica o ginecológica, hay un número muy elevado de mujeres que viven toda su vida pensando que tienen problemas en su vagina o vulva cuando no es así. Sencillamente, les falta información y no pueden hablar abiertamente de ello. Esta es una de las funciones de este libro: acercar a la mujer un tipo de información a la que quizás de otro modo nunca tendrían acceso.

También he observado que hay mujeres que consideraban que tenían una imagen positiva de sus genitales y que se conocían y, sin embargo, cuando hemos comenzado las sesiones, han tomado consciencia de que la pretendida percepción positiva de sus genitales no era tal, puesto que una vez comenzado su proceso de autoexploración, ellas mismas se han dado cuenta de que existía una visión de sus genitales negativa en algún aspecto. Habitualmente, esto sucede no solo cuando la mujer observa sus genitales, sino cuando también conecta esa observación con sus emociones y sensaciones. Ahí es donde comienza la auténtica autoexploración.

¿Te das cuenta de cuánto desconocimiento tenemos las propias mujeres y lo importante que es el hecho de resignificar esa parte de nuestro cuerpo? Recientemente, recibí un email de una mujer que había completado el cuestionario de una nueva investigación que estoy actualmente llevando a cabo sobre sexualidad femenina. Ella afirmaba en ese email que se había dado cuenta de que el punto de inflexión que le hizo percibir sus genitales con más naturalidad y sentirse menos acomplejada fue el parto. En su email me decía que creía que a más mujeres les debía de pasar lo mismo, y que quizás sus palabras podrían ayudar a otras. Quizás a ti, lectora, algunas de estas historias puedan hacerte reflexionar sobre la importancia de esa parte de tu cuerpo.

Afortunadamente, cada vez más mujeres están reconociendo su sacralidad, y esto hace que cada vez más estén transformando su autopercepción. Muchas de estas mujeres son madres o educadoras, y estos cambios harán que poco a poco vaya calando en la sociedad, en especial en las niñas, que la vulva es digna de ser mirada, que es hermosa y sagrada, contribuyendo con ello a una visión positiva de la genitalidad desde la propia niñez.

Ahora coge tu cuaderno, tómate tu tiempo y contesta a estas preguntas, las cuales te ayudarán a conocerte un poco más:

➤ ¿Te has planteado en alguna ocasión qué tipo de relación tienes con tu vagina? ¿Y con tu vulva?

➤ ¿Qué importancia tiene en tu vida tu vagina? ¿Y tu vulva?

➤ ¿Tienes la misma relación y ocupa la misma presencia en tu vida cuando tienes pareja que cuando no la tienes?

➤ ¿Te has dado cuenta en algún momento de tu vida si tu vagina tiene algún mensaje para ti? ¿Y tu vulva?

Puedo asegurarte que este viaje no ha hecho más que comenzar y que tu vagina tiene mucho que contarte. También tu vulva. Así que… ¡Sigamos!

Una nueva sexualidad

Parece que algo falla en la sexualidad actual. Madewell et. al, estudiaron cómo el desarrollo de los jóvenes, la identidad feminista y la identidad sexual de las mujeres se relacionan con la autoimagen genital. En términos de imagen corporal, la imagen sexual rara vez se ha investigado entre mujeres jóvenes y sanas. Esta falta de investigación está relacionada con las ideas culturales de que los genitales de las mujeres han sido considerados sucios, culturalmente reprimidos (Braun y Wilkinson, 2001) y peligrosos (Baumeister y Twenge, 2002). En la investigación llevada a cabo por Madewell (2010) se concluyó que el 10% de las mujeres de su estudio nunca había alcanzado el orgasmo, incluso si habían tenido relaciones sexuales.

Otro dato más reciente es el que nos presentaban en septiembre del 2011 en el periódico *20 Minutos*, cuyos titulares eran:

➤ El 79% de los hombres creen llevar al orgasmo a su pareja, pero solo el 30% de ellas lo confirman.

➤ Para las mujeres, gozar de una buena salud sexual implica sentirse querida, para los hombres es más importante sentirse excitado.

➤ Según una encuesta, ocho de cada diez hombres dicen tomar la iniciativa en sus relaciones, mientras que cuatro de cada diez mujeres aseguran hacerlo ellas.

➤ El 52% de ellos desearía practicar sexo más asiduamente, frente al 41% de las mujeres que opina del mismo modo.

Ante todo esto veremos otro posible enfoque que, más que ser nuevo, es lo ancestral y natural: darle una connotación más consciente a la sexualidad, enlazar sexualidad con la trascendencia y la entrega propia que te produce estar en plena consciencia. Respirar el amor entre las olas de pensamientos perturbadores que te alejan de él. Confiar y volver al presente una y otra vez. Asumir que estas ahí, ante esa persona que estás eligiendo y que te está eligiendo a ti. Si hay algo de inseguridad, observa: si no es lo que quieres para ti, no fuerces, déjalo ir y entrégate a ti, a darte lo que de verdad quieres para ti. Pero si lo que de verdad quieres está delante de ti, adéntrate en ti misma y libera los fantasmas que te impiden estar en el presente. Vuelve a tu interior para revisar. Si eres mujer: permite que te penetre la luz del amor, con su falo incesante e incansable. Ese falo poderoso que todo lo transmuta, todo lo transforma y todo lo traspasa. Si eres hombre: permite que tu falo te recuerde el espacio sagrado donde entras, libre de exigencias o miedos, de resistencias o apariencias, y traspasa cada barrera para dártelo todo, para vibrar en amor luminoso, en capacidad, en fuerza vigorizante.

El sexo sagrado se reconoce en el corazón. Es una puerta interdimensional que puede transportarte incluso a otras culturas, momentos e incluso religiones. Solo puedes hacerlo con los ojos del amor, con la suavidad del viento y los susurros de los árboles. El sexo sagrado te hace sentirte plena, renovada, completa. Jamás te restará, siempre te sumará. Por eso, la sexualidad basada en el acto fisiológico se queda pequeña ante este enfoque. Aquí los cuerpos son puertas que abren la consciencia y el crecimiento emocional, personal y psicológico.

La sexualidad no es el acto sexual, aunque sí pasa por lo sexual. La sexualidad lo es todo y está en todo. Fuente de origen, fuente de nacimiento, fuente de conocimiento. «Sexualidad», qué descalificada está esta palabra. Es por ello que yo reclamo la palabra «sagrada»: «Sexualidad Sagrada», porque lo es y lo ha de ser. Cada célula vibra cuando estás manteniendo un acto sexual con consciencia.

Las personas que sienten y experimentan instantes de la verdadera sexualidad sagrada o consciente son afortunadas, porque son capaces de abrir su corazón y entregar su consciencia a su propia evolución a través de su sexualidad. Un minuto de esos transformará una vida entera. Es el milagro del contacto entre dos almas. Es el milagro de la muerte del ego, de fundirse con el universo, de la práctica de la entrega, de la rendición. Es el milagro del no saber y sí del ser.

Hemos aprendido a hacer sexo, a follar, a friccionar, a meter y sacar, a poner caras o gemir. Hemos aprendido el uso de las fantasías sexuales como algo normal. Hemos aprendido que lo antinatural es normal, pero puede llegar un momento en que no te sirva ese modelo y te deje una sensación de vacío.

Si decides desprenderte de esas creencias, puede que durante un tiempo te encuentres en un periodo donde ya no sabes qué hacer. Lo viejo no sirve, pero... ¿qué es lo nuevo? ¿Cómo hacer el amor de forma distinta a lo aprendido? Ese será el momento de reinventar, descubrirte y explorarte en nuevas formas, registros, caminos. Tienes muchos ejercicios en este libro que te llevarán a nuevos lugares.

A medida que vayas encontrando tu camino en conexión con tu corazón e incluyendo tu genitalidad en conexión con tus emociones, todo se ordenará. En ocasiones puede que te des cuenta de que lo que creías que era un problema, ha dejado de serlo. Por ejemplo, hay mujeres que me dicen que no alcanzan el orgasmo. Cambian el tipo de sexualidad y comienzan a permitir que el orgasmo llegue a ellas en lugar de ir a por él, y toman consciencia de que antes, casi sin querer, lo frenaban. Si te sucede quizás te preguntes qué puedes hacer.

EJERCICIO

➤ Observa si hay una relación entre tu modo de relacionarte a nivel sexual y tu modo de relacionarte en la vida. Probablemente la haya.

➤ Observa, más allá de en la cama, qué tal te llevas con el placer, y si pospones tu placer propio en la vida cotidiana.

➤ Observa también cuáles eran las creencias familiares en lo que se refiere al placer. Tu sexualidad es un reflejo de tu vida cotidiana.

➤ Puedes estar trabajando con tu sexualidad mientras estás tomándote un café y estás observando que evitas algo placentero. Permítetelo y observa qué creencias, qué hábitos y qué automatismos te afloran para evitar ese «orgasmo placentero» mas allá de la cama. Eso te dará pistas. Cuando estés en el acto sexual, obsérvate, pero cuando te llegue, ábrete a sentirte merecedora de recibir, de perder el control y de entregarte a tu propia experiencia.

He visto en consulta a hombres con eyaculación precoz por su propia ansiedad y control, pero a medida que emprenden un nuevo camino en su sexualidad, comienzan a disfrutar de la no expectativa y presencia, lo que les permite sentir y vivir con mucha más relajación la experiencia sexual. Mujeres que fingían y toman consciencia de que no era más que para tapar su propia insatisfacción o vergüenza, cuando comienzan este camino, prefieren ser auténticas y abrirse ellas mismas, junto con la presencia de su pareja.

Hay muchas formas diversas que te hacen ver que hay miles de posibilidades, y que, al igual que la naturaleza cambia día a día, tu mundo interior
puede cambiar, y de este modo la realidad que vivas. Hay límites que son
reales, pero hay otros que son internos. Aún recuerdo el periodo en el que ya
nada de lo anterior me servía y no sabía qué hacer para aprender y descubrir-
me en una nueva sexualidad. Vi una gran carencia social de espacios donde
poder aprender y crecer, no desde lo mental y sí desde lo vital. Sin embargo,
una vez que mi mundo cambió, mi forma de entender la sexualidad nunca
volvió a ser lo mismo. Es un salto cualitativo pasar de lo fisiológico a lo espiritual y trascendental en algo tan cotidiano como la sexualidad. Deja de ser
importante todo lo superficial que antes era, y simplemente se comienza a
sentir y ser amor desde el corazón. Así, el cuerpo vibra en ello y se expresa
en ello. Si eres capaz de sostener esa energía en tu espacio íntimo a nivel
sexual, eres capaz de hacerlo en cualquier lugar. Si eres capaz de ser presen-
cial contigo o con tu compañero en el templo del amor, estarás en presencia
y verás la vida como un templo. Es así de sencillo… Hay un ingrediente
básico, y se llama práctica, mucha práctica. Otro ingrediente que tampoco
puede faltar es la presencia, mucha presencia.

Ingredientes básicos para el sexo y el amor

Respeto

En una relación sexual y/o amorosa (de cualquier tipo) el respeto es uno de los aspectos más importantes. El respeto no depende solo del otro. Habitualmente queremos que sea la otra persona quien nos respete pero... ¿Nos respetamos nosotras? ¿Respetamos nosotras? En la sexualidad hay líneas muy finas (como en todo, aunque nos pueda pasar desapercibido), pero estas líneas son las que marcan la diferencia. ¿Cómo puedes saberlo? Vamos a ver algunos consejos que suelo ofrecer cuando una mujer o un hombre quieren identificar si están siendo respetuosos consigo mismos. En este caso, si lo estás siendo tú contigo:

➤ **Dejar de forzar.** Estamos tan acostumbrados a hacer cosas que no nos gustan que apenas percibimos cuando estamos haciendo algo que no está en sintonía con nosotros. En muchas ocasiones parecemos máquinas más que personas. Nos levantamos, suena el despertador o el móvil y ya comienzas tu rutina. Quizás vas corriendo a la ducha para luego salir hacia el trabajo y, con suerte, tomas un rápido desayuno. Quizás miras el móvil para ver las últimas novedades que han tenido lugar en las escasas doce horas que has descansado (si eres afortunado y te has desconectado durante doce horas) para estar actualizado. A partir de ahí, comienza un rápido día que quizás pasa tan rápido que llegas a la cama por la noche exhausto, con dolor de cabeza o sin ganas de sexo, pero tu pareja o tu amante te lo pide. ¿Qué haces? Un día, no pasa nada, dos, tampoco, tres, bueno... cuatro... la cosa se complica... cinco, seis y siete que pasan rápido, hasta que ya la otra persona empieza a demandarte. Por más que intentes evitarlo, llega un momento en el que ya hay que hacer algo. ¿Qué se hace? Puede ser que, sin ganas, cedas. O puede ser que, como muchas mujeres, seas de las que optan por hacerse las tontas hasta que ya sea el máximo; otras recurren a los «achaques» como el cansancio, el estómago, el dolor de cabeza… Con suerte, tu pareja se aburre y te deja tranquila pero, ¿y si la otra persona tiene ganas de sexo? Llegará un momento en que lo tengas que enfrentar. Ese será un buen momento para plantearte qué sucede en el aspecto sexual para que lo estés evitando, posponiendo o anulando. Quizás es tu propio placer que, o no te lo permites o no lo recibes en esas relaciones; quizás solo tienes tiempo para los demás o el trabajo, pero nunca para ti. Puede ser que esa persona no sepa hacerlo de otro modo o que tú misma no hayas encontrado el modo de ser feliz en la cama, pero todo tu mundo funcionará mucho mejor cuando vivas una sexualidad plena. Lo primero es que tú sepas qué te gusta, dónde, cuándo y cómo. Cuando tengas esa seguridad en ti, te será más fácil respetarte en tus tiempos, ritmos y formas. Si un día no tienes ganas, no pasa nada, pero quizás otro día sí tienes ganas y te lo regalas. Ese regalo puede ser compartido o no, lo que tú elijas estará bien, pero al permitirte conocerte como mujer, estarás plena contigo misma, y eso seguro que a tu pareja le encanta. Puede ser que nada de esto te suceda y tengas unas relaciones sexuales plenas donde, cuando y como quieras… ¡Eso suena realmente bien!

➤ **Apartarte del deseo de complacer.** Elige complacerte; eso no es ser egoísta, eso es ser real. Incluso si crees que quieres complacer al otro, en el fondo lo que quieres es complacerte a ti. Sí, a ti. Así que en este caso, ya serías egoísta. Te lo explico: cuando complaces al otro sin la conciencia de complacerte a ti, hay alguna ganancia implícita. Siempre la hay. Quizás complacer a esa persona te deja tranquila porque así se va a dormir temprano. Quizás piensa que eres la mejor mujer del mundo en la cama y eso llena tu ego y te hace creer que eres genial, e incluso quizás mejor que su ex. Quizás al ver su cara de satisfacción crees que no te va a dejar en la vida y te va a querer más que a nadie. Quizás todos estos quizás te han servido, y mucho, hasta ahora, pero… ¿Te has planteado alguna vez el precio que estás pagando? Además de eso, ¿te das cuenta de que no estás siendo real? Cuando fingimos o hacemos las cosas para complacer al otro, no somos reales, somos falsas y tú (y la otra persona) merece lo real. Te garantizo que de este modo ganarás tú (y la otra persona) calidad en las relaciones sexuales. Se da una paradoja, y es que cuando te complaces a ti (que no es egoísmo), te das cuenta de que complacer al otro es complacerte a ti, y que complacerte a ti es complacer al otro, pero esto es distinto a cuando el foco está en el otro, puesto que hay una separación (de ti misma). Cuando el foco eres tú, te das cuenta de que lo que sucede en relación con la otra persona es también una prolongación de lo que sucede contigo, y eso sí que es unidad.

➤ **Aprende a decir «NO».** Cuando dices «no» puede que el otro se rebote, se irrite, te culpe y que tú sientas miedo, inseguridad, vulnerabilidad. Por supuesto que esto puede pasar, pues como ya sabemos, en la sexualidad tendemos a tomarnos las cosas de forma muy personal; sin embargo, saber decir que no es completamente necesario tanto para ti como para la otra persona. Gracias a decir «no», también podrás decir «SÍ». Sí a lo que te gusta hacer y/o recibir. Sí a una relación sincera en la que te expresas libremente sin miedo a reprimendas. Sí a una relación en la que la otra persona apoya que te expreses y está deseando conocerte. Sí a una relación sexual con momentos de risas ante los noes, en lugar de tomarse las cosas de forma personal.

➤ **Asegúrate de que se comprende que un «NO» es un «NO».** Recuerda que puedes decir muy amablemente que no. Puedes ser suave y dulce sin que eso implique que pases por tonta. Puedes ser una mujer segura que con una vez que lo dice es suficiente. Para ello no necesitas expresarte de forma autoritaria o cerrada, para ello lo que necesitas es creer lo suficiente en ti como para estar segura de lo que dices. Seguro que el otro lo entiende a la primera, y si no es así y es necesario, se lo repites o cortas la situación del mejor modo que sepas. Quizás te encanta que tu amante te bese los pechos pero justo ese día no te apetece. ¿Cómo se lo puedes decir? «Cariño, justo hoy eso no me apetece, qué te parece si…» y ahí expresas lo que te apetezca o sencillamente dejas que siga creativamente. Esto sería decir un «no» pero también un «sí». El mundo no se acaba por recibir o decir un no. Eso no significa que seas o sea malo en la cama, peor amante, que no te quiera, que no sea macho o que no le gustes.

¿Cómo recibir un «no»? Lo primero es respetar que esa persona es eso, una persona. Además, esa persona es distinta a ti. Eso implica que aunque nos encantaría que todo lo que queramos sea lo que esa persona quiera, quizás justo en ese momento no es el día para ello. No es nada personal. Esa persona tiene sus propias inquietudes en cada momento, sus propias formas, sensaciones y emociones. Así que lo mejor es recibirlo desde el respeto y desde el no tomártelo de forma personal. Si ese «no» te produce alguna reacción, sería muy bueno que la observaras, porque ahí habrá muchas pistas para ti. Todo lo que te mueva a nivel interior, la reacción, las ganas de decirle que la culpa es de ella, el tono de su voz, el que hoy te diga una cosa y mañana otra, y que entonces ya no sabes qué hacer, todo, lo que sea… ¡te habla de ti! ¡Seas hombre o mujer, no caigas en la testarudez ni tampoco creas que te va a dejar de querer! ¡Tómatelo con humor y crece!

➤ **Ni manipules ni te dejes manipular.** Aleja la culpa de tu vida. Las cosas son más sencillas cuando sacamos la culpa de nuestras vidas. La culpa nos minimiza, nos hace creer que somos menos de lo que realmente somos, nos empequeñece y nos hace parecer más torpes de lo que somos. Ha llegado el momento de creer en ti, de sentirte plena, de confiar en tus capacidades, de sentirte maravillosa en todas las facetas de tu vida (también en tu sexualidad), de sentir el maravilloso cuerpo que tienes y agradecer cada segundo de tu vida. Acepta lo que no te gusta de tu propia vida y sé honesta para no manipular. A veces se pretende manipular a través de la sexualidad a la otra persona. Se trata de darse una misma cuenta de que eso es un callejón que finalmente llevará a un lugar sin salida, así que, mucho mejor, ¡ser una misma!

➤ **Siéntete libre como ser sexual.** Aunque la sexualidad sea muy importante, eres mucho más que tu sexualidad. De hecho, no te limites encasillándote. Sé lo que quieras ser y como quieras ser. A veces puedes tener mucho deseo sexual o a veces no. No sufras en exceso por ello, pero encuentra soluciones cada vez que lo consideres. Se trata de que tomes consciencia de que también eres, más allá de los estereotipos, una mujer completa, libre, maravillosa, estupenda, genuina, auténtica. Esa eres tú. Nada ni nadie puede decirte cómo es tu sexualidad. Eres la única que la conoces. Solo tú sabes lo que te gusta, lo que te hace feliz, lo que te pone, lo que te irrita, lo que te hace gozar de manera extática, lo que te cierra. Que tus únicos límites sean los que nacen del corazón. No dejes de hacer cosas por tus ideas preconcebidas o por lo que crees mentalmente que está bien o está mal. Conéctate con tu corazón, con tu sentir, con tu forma de concebir tu propia sexualidad de manera única y genuina. Sea como sea, esa es la mejor sexualidad en ese momento para ti.

➤ **Permítete recibir.** En la sexualidad y en el acto sexual no solo se hace, también se recibe. Cuando te permites recibir además de dar, aparece un equilibrio digno de ser expresado tanto en el hombre como en la mujer. Si ambas partes están en esa armonía, será muy fácil que la relación sea gozosa, nutricia y además muy enriquecedora. Cuando hay equilibrio entre el dar y el recibir, podrás saborear el placer irresistible de dar por dar. Dar por dar es un acto de grandeza. Dar por dar es un verdadero acto de amor, pero para llegar a ese auténtico dar por dar, hay que transitar el dar y el recibir.

Cuando la sexualidad no es solo sexo

El sexo puede aportarte mucho más de lo que puedas imaginar. Ir a la cama, tener relaciones sexuales, echar un polvo o hacer el amor no es solo un acto fisiológico o de descarga. Ni tampoco es únicamente una muestra de amor. Es muchísimo más.

Se nos suele dar a entender que el sexo es, en definitiva, una búsqueda de placer con un fin concreto, pero eso no es lo único. Eso minimiza la importancia y las posibilidades del sexo. Claro que ha de ser una fuente de placer, pero no tiene que ser una búsqueda de ese placer como si de una carrera se tratase.

RECUERDA:

TODO LO SEXUAL PUEDE SER UNA FUENTE DE PLACER ALEJADO DEL DOLOR (DE CUALQUIER TIPO).

Puede ser que estés deseando descargarte porque no puedas más y tengas ganas de correrte, soltar estrés, llegar al orgasmo, sudar, gemir, lamer… Eso es genial, pero lo cierto es que si siempre lo haces porque quieres «llegar a», llegará un momento que querrás más y más, creándose un bucle casi adictivo, y la consecuencia será que o te cansarás o tendrás que buscar más y más emociones, sensaciones, situaciones, etc. Si alguna de estas dos situaciones sucede, puede ser que seas una esclava de eso y no seas la que realmente gestiona su sexualidad desde la libertad.

Un día, en una sesión, una mujer me decía: «Isabella, estoy sintiéndome tan viva que no sé qué hacer cuando siento esta energía sexual. Así que me masturbo para relajarme, porque me pongo hasta nerviosa. Luego ya me relajo, pero no siempre puedo hacerlo. ¿Qué me recomiendas que haga?».

En esos casos, la invitación es que no sea tu sexualidad la que te lleve a ti, y sí que seas tú la mujer libre que integra su sexualidad y la gestiona tal y como siente. Hay una gran diferencia. Cuando sientas un exceso de energía sexual, puedes sentirte feliz, porque es señal de que estás viva, y eso es maravilloso. Ahora bien, si eres tú quien la dirige, podrás sentir cómo tomas tu propio poder personal a través de tu sexualidad.

Esto no solo sucede en las mujeres: te pongo un ejemplo clarificador con los hombres. Los hombres tienen fama de que se van con cualquiera, de que si pasa por delante una chica con ciertas cualidades, se les va un poco todo de la cabeza. Pues bien, cuando un hombre conoce su sexualidad y está viviendo una vida consciente en cuanto a sus elecciones, no suele irse así como así con lo primero que se le ponga por delante (salvo que eso sea lo que elige y decide). Conozco a muchos hombres que han sido «pica flor» y que, sin embargo, cuando han tomado verdaderamente las riendas de su vida a nivel sexual, han encontrado una plenitud. Desde ahí sí han mantenido una relación completamente consciente y acorde con los valores que hayan definido ellos mismos. En ese caso, no es el impulso sexual el que domina a esa persona, es la persona la que tiene completamente el control (en el buen sentido) de sí misma; también de su sexualidad.

La sexualidad puede ser fuente de placer y gozo, es más, ha de ser así. No permitas algo que te cause dolor, ni siquiera para complacer a otra persona. Mi invitación es a que ese gozo y placer (que habitualmente lo asociamos con algo externo) lo conectes con tu propia sensibilidad a nivel interior. Ese gozo tiene otra cualidad, y podrás ir abriendo puertas casi inimaginables, las cuales te brindarán una gran riqueza a nivel de sensaciones, emociones, placer, sensualidad, erotismo y autenticidad.

El orgasmo en una sociedad basada en los logros y metas está sobreestimado, sin embargo, cocrear la energía a través del acto sexual te va a aportar muchísimo bueno. Es cierto que para llegar al orgasmo hace falta generar energía hasta que la excitación te hace «explosionar».

¿Qué sucedería si esa explosión en lugar de despilfarrarla te la regalas a ti, la inhalas e inviertes esa energía en lo que desees? Si dejas que esa explosión se dé también está bien, pero sería maravilloso que esa energía a veces la inhalaras y la distribuyeras por todo tu cuerpo. ¿Te atreves a ver qué sucede? ¡Experimenta!

¿Cómo puedes experimentar? La próxima vez que sientas la excitación y que esté llegando a su punto máximo, en lugar de continuar hasta llegar al orgasmo, inhala y exhala (¡no es necesario que seas muy exagerado!) con la intención de que toda esa energía se ramifique por todo tu cuerpo a medida que vas ralentizando un poco, sosteniendo el placer que no es lo mismo que interrumpir el orgasmo. Igualmente la puedes direccionar hacia algún proyecto, poniendo la intención justo antes de orgasmar o cuando comienzas el encuentro sexual. No hace falta que hagas grandes rituales aunque si quieres, puedes hacerlo. Es tan sencillo como poner tu intención mental o verbalmente. Puedes cocrear o crear (si es a solas contigo) lo que quieras a través de la energía sexual, es tuya y es la fuente más poderosa de la creación. La sexualidad tiene un potencial materializador tan grande como que es capaz de engendrar vida. Genera esa energía sexual, pero no la malgastes. Es la fuente de la que todos venimos. Todos hemos nacido de esa unión, una unión sexual. ¡Fíjate si es sagrada esa energía!

Recuerdo el caso de una chica que le tenía miedo a la gente. Le recomendé que generara energía sexual a través del placer y que en lugar de llegar al orgasmo, pusiera su intención en transformar ese miedo en confianza ante la gente. Que ofrendara esa energía a esa transformación y que si llegaba al orgasmo, lo ofrendara igualmente. Estas fueron sus palabras:

«Isabella, no me lo puedo creer, pero estaba repleta de gozo y a su vez mi foco era resolver esa situación. Mi cuerpo acompañaba a esa necesidad interior de resolver ese patrón que tanto me ha limitado. Cada vez me aceleraba más, pero el placer también aumentaba. Y de pronto, se abrió todo un mundo ante mí. Me vi de pequeña siendo ridiculizada por los amigos de mi hermano. Uno me amenazó con que si se lo contaba a alguien, me pegarían. Cosas típicas de niños, pero que yo creí. Cuando vi esto, me di cuenta de que no estaba en mis cuarenta y ocho años, estaba en ese momento de mi vida. Comprendí qué se me despertaba ante la gente sin ser ni siquiera consciente de ello. Seguí tal y como me explicaste. Y, efectivamente, ahí salió mi fuerza interior y me vi segura, en confianza y, lo más importante, pude ver quién soy a día de hoy. Ha sido la masturbación más consciente y plena de mi vida. No necesité a nadie ni nada que no fuese yo misma para sentir el placer en cada poro de mi piel. Me veo a mí. Ya no hay nadie quitándome valor. Ahora soy yo la que reconozco quién soy. Toda una liberación».

➤ Puedes poner tu intención en algo que desees para ti cuando te masturbes, te masturben o tengas relaciones sexuales. ¿Sabías que en la antigüedad ofrendaban el orgasmo a los dioses para que se cumplieran los deseos? No estamos en la antigüedad, pero sí estamos en un momento donde se habla, y mucho, del poder de la intención. ¡Toma tu poder personal! Si vas a generar energía sexual, como comentaba anteriormente, añade una intención y experimenta lo que sucede.

➤ Puedes hacerte cargo de tu propia energía: eres sexual y puedes redirigirla hacia algo creativo. Puedes enfocarte en un proyecto que tengas, darle forma, invertir esa energía sexual en eso. ¿Se puede? Sí, se puede y funciona.

➤ Puedes también danzar, bailar. Mover tu pelvis. Sacudir tu cuerpo. Llevar esa sensación sexual hacia una zona que tengas quizás más dolorida, más bloqueada, que requiera más de tu atención.

➤ Puedes tocarte (que no es lo mismo que masturbarte, lo cual también lo puedes hacer si quieres, pero no estoy hablándote de eso). Tocarte llevando esa sensación sexual a través de tus manos a esa parte de ti que estés tocando: tus pechos, tu vulva, tus pies, tu estómago, tu vientre… Redirige toda esa sexualidad hacia ti. Toda. Esa sensación, esa energía, ese impulso o como te apetezca llamarlo.

En la tradición hindú se habla de inhalar y exhalar; inhalar esa energía sexual y llevarla a todo tu cuerpo realizando una inhalación completa (la cual pasa por pechos, esternón, abdomen y bajo vientre). Posteriormente, exhala. Repítelo tantas veces como puedas. No se trata de controlar. No. Se trata de que tomes ese impulso sexual y lo conviertas en poder personal, consciencia, y crezcas a través de esa experiencia en lugar de descargar algo que tiene mucho potencial: tu propia sexualidad.

Erótica interior

cA unque la pasión se asocie con el erotismo y lo sexual, no tienen por qué estar directamente relacionados. Es decir, puede haber erótica sin pasión y viceversa, al igual que todo lo sexual no es pasional ni todo lo pasional es sexual (según el concepto convencional). Nos condicionan a que todo lo pasional esté relacionado con lo sexual, y no tiene por qué ser así. No te limites. Saca a la luz tu erótica cada vez que la sientas o que tu propio cuerpo te la recuerde. Haz lo mismo con la pasión y con tu propia sexualidad. Somos todo. Son cualidades que están ahí, y cuanto más te conozcas, más natural te resultará vivirlas todas.

Puedes sentir una pasión absoluta escuchando a tu pareja en una conversación que estáis teniendo en ese momento. Incluso tu erótica puede dispararse en ese momento. Que se dispare no significa que tengas que hacer algo físicamente con eso, aunque pudiera ser. Que se dispare puede ser que sientas esa erótica en ti y te erotices por completo. Lo disfrutes y lo goces. También puedes sentir un deseo total y una pasión absoluta mientras caminas por la naturaleza, por ejemplo. Un gozo interno sin ningún pensamiento externo o mental. Pura presencia. La presencia erotiza. La presencia completa. La presencia es abundancia porque no necesitas nada. La presencia (cualidad masculina) es vital para las mujeres, pero hablo de una presencia interior, de la mujer consigo misma. Y desde ahí podrá manifestar esa presencia en las distintas facetas de su vida.

Recuerdo a un hombre durante una sesión. Estaba asustado, porque cuando se encontraba en la naturaleza sentía muchísimo deseo y muchísima pasión. Lo que le preocupaba era que, aparentemente, no había ningún estímulo que se la provocara, y tenía miedo a estar desarrollando algún tipo de problema mental o «vicio». Su pene tenía una erección, y a veces incluso llegaba a masturbarse. En esos momentos ni pensaba en nadie mientras lo hacía, ni tampoco su excitación era fruto de haber visto a ninguna persona en sus caminatas por el monte. Es en momentos así cuando nos damos cuenta de la poca educación sexual que hemos recibido muchas personas de nuestra generación. Este hombre, sencillamente, sentía. Esto me lo han contado bastantes hombres distintos. Hay muchos hombres que cuando están en la naturaleza, se conectan muchísimo consigo mismos. A veces esta conexión se manifiesta más conscientemente, pero en otras ocasiones no es así. De algún modo, cuando estamos en contacto con la naturaleza nos expandimos y nos abrimos. No hay que hacer nada en especial. Puedes estar haciendo senderismo, sintiendo la brisa en tu piel mientras contemplas un atardecer, estar observando una planta… Todo eso nos reconecta con un espacio vital que, con el ritmo de vida acelerado que solemos llevar, muchas veces se olvida. Nos relajamos, y el estado natural del ser humano relajado es pacífico, expandido y en conexión. Quizás si esta persona hubiese conocido con anterioridad cierta información, en lugar de preocuparse, hubiese disfrutado de esa sensación y la hubiese tratado con naturalidad. En concreto, trabajamos durante un tiempo para que pudiera sostener esa sensación placentera, pues el impulso era masturbarse. Aprendió a que cuando aparece ese impulso, se puede sostener, respirar, inhalar y, con consciencia, expandirlo por todo el cuerpo y conectar con ese gozo interno que te llena de vida sin necesitar nada más. Aquí no hay estriptis, no hay «sexo», drogas ni *rock&roll*, pero hay un gozo pleno que nace del interior. Hay muchos hombres que se abren en esas circunstancias y tienen una percepción mayor cuando se encuentran en ellas. De hecho, este es uno de esos hombres que en aquella época veía porno y, con el tiempo, el porno dejó de excitarlo, ya que según sus palabras:

> «El gozo obtenido desde una experiencia natural y sin expectativas es indescriptible. Cuando la vida me sorprende con esta sensación sexual, la vivo y me expando con ella, así que, en lugar de querer correrme, lo que deseo es mantenerla. Me siento uno con el todo, y esa sensación de expansión me genera un gran placer que puedo sostener durante mucho tiempo».

Aparentemente, en esa situación no hay nada de erotismo, ahora bien, que sea erótico o no, dependerá de cada persona.

No confundas lo habitual con lo normal

Como ya señalé anteriormente, Guillermo González Antón me ayudó a recordar la importancia de ser íntegra en mi causa de visibilizar las vulvas de un modo consciente y sagrado. Además, también ha revisado la mayoría del contenido médico de *Tu vagina habla*. Es licenciado en medicina y, entre otras muchas cosas, es un referente en el campo de la bioética. Además, es director del Centro de Sexología Miguel Íscar, dedicado a la atención en sexualidad y relaciones de pareja desde hace más de veinticinco años. Es presidente de la Federación Estatal de Planificación Familiar (FEPF) y vicepresidente de la Federación Española de Sociedades de Sexología (FESS).

En una ocasión le escuché hablar sobre un estudio en el que se afirma que la mujer tiene una mayor tendencia que los hombres a estar alerta y a analizar determinadas situaciones. Por ejemplo, al ir caminando por la calle, se hace un análisis de la otra persona que viene. ¿Te sientes identificada con esto? La mayoría de las mujeres hemos experimentado un cierto estado de alerta en determinadas situaciones que casi parece normal y, aunque sea habitual, quizás como mínimo debería hacernos reflexionar. Esa preocupación es indicativa de la situación general de la mujer. Según comenta Guillermo, uno de los mayores daños que se hace a las mujeres, además del daño físico, es la sensación de vulnerabilidad que se les transmite. Es verdad que hay violencia femenina (de la mujer hacia el hombre, no solo del hombre hacia la mujer, e incluso física, no solo psicológica), sin embargo, no se da esa transmisión de vulnerabilidad hacia los hombres. Es decir, en cada caso que hay de agresión hacia la mujer y en cada muerte, se crea una estructura que llega a todo el género femenino, e impregna a las mujeres de un cierto estado de alerta donde, por ejemplo, las propias mujeres se ven tomando medidas, como cambiar de acera si se cruzan con una persona masculina que tiene determinadas características, dejar de ir a ciertas horas por ciertos sitios, no vestir de determinada manera, etc., ya que lo que se transmite hacia la mujer es un mensaje del tipo: «ten cuidado, porque puedes ser violentada, agredida o acosada». Mientras que en el caso de los hombres, no suele haber ninguno de esos temores o casi ninguno.

Indagando un poco en las relaciones de violencia: el poder y la jerarquía son tónicas habituales, y en muchas ocasiones hay un deseo de imponer un criterio sobre otro. Las mujeres no deberían vivir con miedo, y él considera que ahí los hombres también pueden hacer algo, como por ejemplo, si en una fiesta se encuentran con un hombre que dice algo grosero, aunque sea el más querido, no seguirle la gracia, más bien parar la gracia. O por ejemplo, dejar de reforzar los chistes o comentarios machistas.

En definitiva, si todos aportamos nuestro granito de consciencia, quizás lo que hasta ahora parecía habitual comience a ser algo puntual y empecemos a desmontar la tradicional desigualdad, violencia y abuso de poderes para que vaya reinando el equilibrio y la paz personal.

Toma de nuevo unos minutos para ti. Coge tu cuaderno y reflexiona sobre situaciones de tu vida donde has recibido o vivido algunas de estas situaciones, o donde has colaborado en este tipo de comentarios o circunstancias. Reflexiona también sobre qué hubieses podido hacer para que esto no sucediera, tanto si las sufriste como si las hiciste. Toma consciencia y ¡no permitas que vuelva a suceder!

Somos distintas a lo que nos han enseñado

La mujer no es solo aquella que se pone minifalda, tacones, va bien maqui-llada, tiene voz dulce, es muy diplomática y sonríe a todas horas. La mujer puede ser como desee ser, lo importante es que esté acorde con ella misma. En este apartado vamos a hacer un llamamiento al aspecto suave y cálido que tiene la mujer por naturaleza y que está muy alejado de ese aparente «ser tonta».

Lamentablemente, en los últimos años nos hemos olvidado de nosotras, tanto, tanto, tanto, que nos hemos convertido en hombres (y no precisamen-te hombres sanos) en cuerpos femeninos. Ojo, es absolutamente respetable ser una mujer que le gusta vestir, ser o comportarse como un hombre. Pero yo no hablo de eso. Hablo de, cuando sin desear eso, nos convertimos en algo que ni somos ni queremos, llegando incluso a trabajar completamente desco-nectadas de nosotras mismas, nuestros ritmos o nuestros ciclos menstruales. De hecho, apenas sabemos de su existencia. No me refiero a la fisiología, porque todas sabemos que llega la regla (menstruación es mucho mejor). Esa sangre roja que nos condiciona con todos los fastidios que hemos aprendido y la cual puede ser enormemente sanadora. Hablo de un nivel más profundo y conectado con el propio ciclo de la Madre Tierra.

En muchas ocasiones no te explican nada de lo que será tu vida como mujer, por ejemplo, cuando llegue la menstruación es probable que pienses que es un «coñazo», además de sentir dolor o frustración, porque no puedes hacer nada, ya que el universo te ha castigado con ser mujer y esa visita men-sual. Tienes que ir al trabajo y, por supuesto, que no parezca que estás ca-breada. Tienes que poner una sonrisa, aguantar a tu jefe mirándote el cana-lillo, pero sin decir nada, porque encima puede ser que te echen, y necesitas el dinero. Es obvio que estoy generalizando y que no sucede lo mismo en todas las vidas, pero este es uno de los innumerables ejemplos que viven millones de mujeres diariamente. Si no eres de esas mujeres, tienes aún más motivos por los que sentirte afortunada, porque como sabemos, sucede. Ante este u otros ejemplos que tú misma podrás poner, poco a poco la mujer va marchitándose. Su esencia femenina va perdiéndose en el mundo aparente «normal» que poco a poco, como si de un virus sigiloso se tratara, va llevando a la mujer a creerse que eso (que es neurótico) es lo real. Llega un momento en el que ya no sabes ni lo que haces, vives en piloto automático y, si tienes un poco de suerte, te dejará un novio o una novia, te echarán del trabajo o te llegará algún síntoma físico que será una oportunidad para parar y volver a replantearte qué estás haciendo con tu vida. ¿Dónde está tu esencia como mujer? ¿Quién eres? ¿Cómo eres? ¿Dónde se perdió esa mujer que hoy no sabe dónde está? Pues bien, eso que parece tan trágico suele ser en la mayoría de los casos LA PUERTA DE SALIDA HACIA TU NUEVA VIDA.

Como mujeres, nos hemos embrutecido, llegando a ser en ocasiones igual o peor que eso que en tantas ocasiones se critica de los hombres. Es habitual ver a una mujer criticar a otras mujeres. Se ha entendido que eso es lo normal, pero no, no lo es. Normalmente, cuando se critica, lo que se está haciendo es hablar más de una misma que de la otra.

¿Qué sucede cuando las mujeres se critican entre ellas?

➤ **Hay una búsqueda de alianza.** Tú eres genial, pero aquella es la peor. Las que hablan entre sí suelen generar unos vínculos aparentes de alianza. Estos puede que sean más duraderos o puede que sencillamente permanezcan el tiempo que dura esa crítica. Con un poco de suerte, durarán poco y cada mujer podrá ocupar su lugar sin necesidad de este tipo de alianzas que desmerecen a la otra mujer. Hay una diferencia entre buscar la alianza y vivir en alianza. Por muy sutil que sea, cuando una busca alianza, suele haber algo de falta de poder personal o una «necesidad de». ¿Crees que has venido a este mundo para buscar aliadas? No. No necesitas eso. Hay algo realmente exquisito y maravilloso, que es el APOYO ENTRE MUJERES. Ahí no hay alianza, ahí hay apoyo y sostén. ¿Qué es lo mejor? Que solo puedes apoyar cuando sabes apoyarte. Que solo puedes sostener cuando sabes sostenerte. Eso también habla de ti, pero en este caso te deja en MUY BUEN LUGAR.

➤ **Reflejan una gran inseguridad.** Normalmente lo que hay debajo es miedo y falta de poder personal. Todo lo que digas de la otra mujer estará hablando de ti más que de ella. Cuando estás segura de ti, no necesitas criticar. Por supuesto que podrás estar de acuerdo o no, resonar con esa persona o no, pero no es necesario criticar. No es necesario dejar claro que tu punto de vista es mejor que el de ella. Eso es prepotencia. No pasa nada, no eres la única. Todas, absolutamente todas, sabemos lo que eso significa, por más que nos gustaría que sucediera otra cosa. Pero cuando estás segura de ti, no necesitas tampoco dejar claro que tu punto de vista o visión es mejor, superior, más esto o más aquello. No es necesario ni tan siquiera pensar que eres mejor o más buena que la ex de tu pareja o cualquier otra idea que se te pase por la mente. Sencillamente sabes lo que eres, lo que sientes, lo que haces, y mejor o peor el hecho de ser tú ya te hace auténtica y genuina. Que tampoco se te olvide que al igual que tú, la otra persona también es única. Eso no es ser menos, eso es ser realista, tener un corazón bien maduro y una buena dosis de humildad (bien entendida) que te traerá más regalos que problemas entre otras cosas: BIENESTAR EMOCIONAL y LIBERTAD.

➤ **Es una forma de violencia.** No nos damos cuenta, pero es una forma de violencia entre nosotras mismas tan arraigada que llega a pasar desapercibida. Cuando dejas de caer en esas pequeñas cosas, comienzas a ser más respetuosa, tanto con las otras personas como contigo misma. Al ser más respetuosa, podrás reconocer con mayor facilidad cuándo se produce cualquier tipo de violencia, sutil o evidente, y te será más fácil poner límites ante lo que no te gusta y potenciar más lo que sí te gusta. Es realmente bonito cuando las mujeres nos cuidamos entre nosotras. Cuando nos respetamos, nos nutrimos, nos reconocemos. Cuando creamos un espacio de confianza, de relajación, de amor y apoyo personal.

➤ **Las mujeres se separan.** Nos han hecho creer que la otra es una rival, es una amenaza. Nos va a quitar a la pareja o a esa persona que nos gusta. Nos va a quitar el trabajo o se va a llevar algo. Todo eso es otra mentira más. Nadie te puede quitar nada. Todo lo que se va de tu lado es porque: no era para ti, hay algo mucho mejor para ti y, además, tú lo has dejado ir (incluso si no te has dado cuenta). Tienes tanto poder en tu propia vida que solo se va lo que permites que se vaya, y además, probablemente, lo que se va es porque no era tan importante para ti. Incluso si el amor de tu vida acaba de irse, es porque tú sabías que ahora te toca reconocer otro amor, el amor propio, y aquel amor no era el que querías para ti.

RECUERDA:

SI ALGO SE VA DE TU VIDA ES PORQUE HAY ALGO MEJOR PARA TI

➤ **Hay una intención detrás de este juego de separar a las mujeres.** Ya sabemos que cuando una va sola puede llegar (solo en determinadas ocasiones) más rápido, pero cuando varias mujeres van juntas, pueden llegar más lejos. Eso es una realidad. Recuerda que hay muchas opciones y, rodeada de otras mujeres, también puedes llegar rápido y lejos. Además, hacerlo en compañía suele ser muy pero que muy bonito, y es posible. Cuando las mujeres se aúnan nace algo muy hermoso y único: el poder femenino. Una sabiduría ancestral, femenina, consciente, respetuosa, donde cada una sabe cuál es su función dentro del círculo, porque nosotras no somos lineales, no, nunca lo hemos sido. Nosotras somos cíclicas, como nuestra menstruación. Por eso, es un atentado pretender que vayamos en línea. Es imposible para nosotras, salvo que estemos más alineadas con una forma masculina (no conectada con su potencial femenino, que también lo tiene) el ser lineales. Somos cíclicas, y como tal, el poder del círculo es el más poderoso en nuestras relaciones. Cuando dentro de esa consciencia cíclica puedes incluir el ser más lineal (ya que hay ocasiones en las que lo requerirás) podrás gestionar mucho mejor los acontecimientos que vayan presentándose tanto en relación con otros hombres como con otras mujeres. En un círculo, una da y recibe, una sabe dónde estar en cada momento y dónde está cada una de sus compañeras. En un círculo, se comparten tanto tareas como funciones. En un círculo, predomina más el conjunto que lo individual. Todas nosotras sabemos esto porque está en nuestra genética. Nuestras antepasadas indígenas hacían esto. Las comunidades y las asociaciones, en un porcentaje alto, son promovidas por mujeres, porque nosotras mujeres somos nutridoras, dadoras de vida; amamantamos a los hijos, los proyectos, y esa es nuestra naturaleza. Si te enfocas en esto, quizás puedas inspirar a todas las mujeres de tu alrededor a aportar también lo mejor de ellas y en comunidad.

➤ **Hay comparación.** Nos han enseñado a compararnos, y eso es un grandísimo error. No podemos ni debemos compararnos. Es urgente que toda mujer (y hombre) tome su lugar único en esta obra más grande que nosotros llamada vida. Es urgente, muy urgente, y nos urge además de por nosotros, por los que vienen, para que puedan tener un mundo más sencillo y mejor, porque lo estamos complicando demasiado. Al igual que no hay dos vulvas iguales, dos cuerpos iguales, dos mentes iguales, no hay dos personas iguales. El tiempo que pases comparándote es un tiempo completamente muerto y perdido. Es una auténtica agresión para contigo misma (y para las otras personas) el hecho de la comparación. Estás desmereciéndote a ti misma, estás sintiéndote menos o más (que en el fondo es sentirse menos). Estás olvidándote de ti, y el tiempo que vives en el olvido es tiempo perdido. Eres mucho más que eso, mujer. Eres Mujer. Eso es todo. Eres única, maravillosa, sencilla, divertida, completa. No necesitas a nada ni a nadie, pero tampoco eres ni más ni menos que nadie. Eres sencillamente tú. Hay muchas mujeres sufriendo a día de hoy debido al hábito de compararse, habitualmente con prototipos no reales o no equitativos. Además, cuando una persona se compara no suele ser objetiva, es decir, si por ejemplo comparas tu vulva con otra que veas, observa con qué finalidad estás haciéndolo porque irás buscando algo que te hará o sentirte más o sentirte menos. En ese caso es mejor que pares y tomes consciencia de eso que estás buscando, porque eso te llevará a tocar un punto dentro de ti que, si lo incorporas, crecerás. Y desde ese momento podrás observar sin comparación desde una neutralidad que te hará mucho bien.

RECUERDA:
EN LUGAR DE COMPARARTE, RECONOCE TU GRANDEZA

Si ves a varias mujeres criticando o te ves a ti misma criticando, la propuesta es:

➤ Comparte lo aquí expresado y todo lo que consideres, o si crees que no van a comprenderte, cambia de tema para refrescar el ambiente. En muchas ocasiones no se sabe hacer otra cosa. De hecho, prácticamente todas las mujeres hemos creído que eso es lo normal. En todos los pueblos hay corrillos. ¡Pobre de aquella que se quedara embarazada antes de lo debido! O de aquella que tuviese un niño «deficiente», o de aquella a la que el marido le pusiera los cuernos, o de «la fulana» a quien vieron un día paseando de la mano con aquel y desde entonces es la fulana del pueblo. Puedes ser un gran soplo de aire fresco, bien sea para esas mujeres o bien para esa parte de ti que está haciendo lo que le enseñaron, pero que ya siente que quedó obsoleto.

➤ Trabaja la confianza, la autoestima, el reconocimiento propio y el poder personal. Estos valores te harán crecer como mujer de un modo que ni siquiera imaginas. Trabájatelo todos los días. Estamos tan influenciadas que en cualquier momento se nos puede olvidar, así que recuérdatelo a diario, e incluso en el mismo día, varias veces.

➤ Alégrate de que ya no estás ahí. Antes lo normal era que «lo normal» fuese criticar. Ahora ya eso te chirría y deja de ser lo habitual. Eso quiere decir que has roto con una de las cargas más pesadas e hirientes del propio colectivo femenino, y también quiere decir que estás en otro paradigma completamente distinto y mucho más sano como mujer. ¡Comparte la visión!

➤ Que las únicas alianzas que mantengas sean lazos sanos de respeto y amor con tus iguales; las otras mujeres. Mujeres que, además, podrán ser grandes compañeras de camino, pues por muy distintas que puedan parecerte, cuando abrimos el corazón todas somos bastante parecidas. Que te nutras y nutras desde el reconocimiento mutuo, la sencillez y la cooperación.

➤ Que tus relaciones no sean lineales, que sean circulares. Hablo de las relaciones de todo tipo, con hombres, mujeres, hijos, padres. Si tomas conciencia de que das y recibes, en todo momento podrás vivir más equilibradamente, menos exhausta y con más vitalidad, así como energía, puesto que te sentirás más nutrida, tus conversaciones serán más enriquecedoras y crearás vínculos que te harán crecer y permitirán el crecimiento de todo tu entorno.

➤ Explora qué te asusta de las mujeres a las que criticas y déjalas tranquilas. Ocúpate de ti. No tienes ni que utilizarlas para aprender, porque, efectivamente, incluso hacer eso es un modo de utilizarlas. No las necesitas para ello, ni tampoco se lo merecen. Te tienes a ti, y de ese modo puedes crecer sin necesidad de utilizar a nadie. Te harás un favor a ti, pero también se lo harás a ellas y además a TODAS

LAS MUJERES (y también hombres). Además, estarás aportando una actitud de reconocimiento y autorresponsabilidad muy importante y necesaria, además de para ti, para las mujeres de tu entorno, ya que comenzarán a ver en ti actitudes y formas que les permitirán tener otro referente femenino. Un femenino más equilibrado, más consciente y con mayor capacidad personal. De otro modo, incluso si piensas que eres muy autosuficiente, estarás dependiendo, y el mundo necesita mujeres autosuficientes, porque todas lo somos. ¡GRACIAS!

Uno de los motivos por el que me siento comprometida con la causa de visibilizar las vulvas naturales y sin manipulaciones es porque lo que veo en consulta es que la mujer tiene una tendencia a la comparación en lo que se refiere a su propia percepción genital. Lamentablemente, esa comparación no suele estar basada en unos cánones reales, más bien todo lo contrario; estos están completamente manipulados, y el problema es que la mujer cree que esas vulvas que aparecen en la pornografía, en los libros de texto o en las revistas con desnudos son reales. Lo que yo veo es bien distinto de eso, y es por ello que ha nacido *Tu vagina habla*, así como todo mi trabajo. Es una necesidad que tengamos un concepto real tanto de la propia vulva como de la vagina y de la multidimensionalidad que puede tener la sexualidad.

Dependiendo del momento histórico y social en el que nos encontremos, así son representados los ideales de apariencia del cuerpo femenino en las imágenes que están presentes en los medios. Sabemos que las imágenes de medios sexualmente explícitas pueden influir particularmente en las percepciones de las mujeres sobre su apariencia genital. Aunque todas las formas expuestas del cuerpo femenino en los medios tienen el potencial de afectar en la autopercepción de la mujer, las explícitas lo harán aún más. Por otro lado, según esos ideales sociales, las mujeres tienden a realizar su propia autoevaluación y, normalmente, la comparación se realiza con un modelo estándar. Esto implica que la percepción de la mujer de lo que serían unos genitales típicos podría basarse en gran medida en las imágenes que se muestran en los medios. Si esto fuese así, puede que perjudicara a la propia percepción genital en la mujer, ya que las mujeres estarían basándose en unas imágenes que están mostrando un rango irreal y restringido de lo que es realmente la apariencia genital (Schick *et al.*, 2011).

En definitiva, sea en un aspecto más general o en un aspecto más concreto, como el cuerpo físico o los genitales, es un reto practicar la no comparación, porque a diario se pondrán por delante tentaciones y oportunidades de repetir lo aprendido. Sin embargo, pequeños actos como el simple hecho de que cada mujer se recuerde que es única en todos sus aspectos, ya serán una gran aportación. Los hombres también han experimentado la comparación desde niños; el tamaño, la erección, la hombría, etc. Lo mismo que sucede con la mujer sucede con el hombre, con sus matices, pero sucede. Por lo tanto, el hombre también ha de reconocer su capacidad y cualidad única de ser exactamente como es. Si todos y todas hiciésemos eso, todo sería diferente. Cuando las mujeres nos tomamos de la mano y caminamos juntas, las puertas del universo se abren de par en par, nada ni nadie puede frenarnos. Lo mismo sucede cuando hombres y mujeres caminamos en equilibrio y consciencia. Esto sí que es un cambio de paradigma al que todas estamos invitadas a colaborar. ¿Te sumas?

La integración siempre es mejor

*E*n hombres y mujeres coexisten ambas cualidades: femenina y masculina. Cuando se encuentran y se comprenden, aceptando que no son iguales aunque sí puedan complementarse, se experimenta paz interior y unidad. En ese momento, todo se transforma.

Tenemos un cuerpo que es lo que vemos, pero dentro de ese cuerpo están sucediendo millones de cosas. El intestino está funcionando, el corazón latiendo, las hormonas están trabajando, los huesos, tendones, etc., cada parte tiene una función y misión. ¡Existe todo un universo dentro de cada ser! Sin embargo, no se ve nada de lo que sucede. Normalmente se percibe el límite, es decir, la piel. Pero en la mayoría de los casos, ni siquiera nos percibimos así; más bien con la ropa que nos envuelve. ¡Fijaos si vivimos con capas! Está lo visible (lo evidente, lo que vemos), que normalmente es lo que creemos. Pero puede que debajo de esa ropa, exista un lugar donde hay una herida, y quizás en esa herida pueda haber una postilla, y ahí podría haber millones de células haciendo una función muy específica y aunando fuerzas… ¡Ese es un ejemplo simple del universo en tu propio cuerpo!

Uno de los másteres que he realizado ha sido el de Psicoterapia de Tiempo Limitado y Psicología de la Salud en el IEPTL de Roberto Aguado. En ese máster aprendí a trabajar con hipnosis clínica con focalización por disociación selectiva, y he trabajado con esta técnica desde hace muchos años. En las sesiones, las personas contaban relatos fascinantes que iban más allá de los síntomas. Recuperaban mucha información e iban recomponiendo su historia hasta que el problema inicial dejaba de estar. A veces ese momento llegaba cuando habían completado un ciclo y, en ocasiones, estaba relacionado con integrar todo lo rechazado o inconsciente.

Del mismo modo, he podido observar que, cuando las personas integran «su otra polaridad», además de tomar consciencia, su mundo se amplía, y adquieren recursos para su vida cotidiana. Eso mismo me sucedió a mí. No depende del sexo o de la orientación; son cualidades que están a nuestra disposición, y cuando integramos ese conocimiento, crecemos y nos volvemos más autónomos. No somos A o B. Somos ambos. Esto mismo, pero de un modo objetivo y científico, es lo que expresa Silberio Sáez en su libro *Sexo básico* con su teoría de los ladrillos.

Básicamente la idea sería que hombres y mujeres tenemos cualidades femeninas y masculinas. Si conocemos ambas cualidades, podremos hacer un buen uso de ellas en función de nuestras propias necesidades. Las cualidades femeninas suelen estar más relacionadas con lo fluido, lo artístico, lo creativo, la nutrición, lo emocional, el hemisferio derecho, el agua, los ciclos, la luna, el polo receptivo… Mientras que las cualidades masculinas están más vinculadas con el sol, lo lineal, el hemisferio izquierdo, lo racional, el fuego, lo lineal, la materialización, el tiempo, la consciencia, la acción.

Ahora te propongo que revises tus cualidades femeninas y masculinas para que puedas ahondar en:

➤ ¿Sientes que hay equilibrio entre ambas cualidades?
➤ ¿Te sientes más cómoda con unas cualidades que con otras?
➤ ¿Necesitas reforzar más tus cualidades femeninas o masculinas?

Todo esto te permitirá conocerte aún más, y podrás ampliar en tu cuaderno esta lista de preguntas tanto como desees para hallar respuestas que te permitan estar en una mayor conexión contigo y vivir una vida más plena.

Recuperando la voz interior – que nada ni nadie te calle

$\mathcal{U}$no de los grandes problemas en todo lo referente a la sexualidad es el silencio. Al fomentar el silencio y la no comunicación, cualquier dificultad crece y va haciéndose cada vez más grande. Poco sabemos realmente de lo que ocurre en las alcobas o de lo que sucede «de puertas para adentro». Eso hace que toleremos cosas que, si las tuviésemos menos normalizadas, serían imposibles de tolerar. De algún modo es un juego manipulatorio que consiste en crear una sociedad con miedo a hablar, con miedo a comunicarse, con miedo a expresarse.

Todos hemos vivido en nuestra infancia una necesidad de socializarnos para ser aceptados por nuestro entorno. No es lo mismo alguien que se cría en España que alguien que se cría en Australia: aunque haya puntos en común, no es lo mismo. Dentro de un mismo país hay diferencias en cuanto a regiones, poblaciones, barrios e incluso familias. Efectivamente, el ambiente nos condiciona, y mucho.

Como niños y niñas, amamos tanto a nuestros padres y a nuestro entorno que hacemos lo que sea necesario (incluso inconscientemente) para recibir ese amor y formar parte del clan. Recuerdo que cuando era pequeña mis padres no se llevaban particularmente bien. Discutían. Como hija, lo que yo deseaba era que mis padres se llevaran bien. De hecho, recuerdo cómo cuando llegaba mi cumpleaños hacíamos una gran fiesta, venían muchas amigas y familiares, primos, vecinos. En el momento de soplar las velas muchas veces pedía que mis padres no volvieran a discutir. Pero ese deseo no siempre se cumplía, así que me preguntaba: ¿será por culpa mía? Antes de irme a dormir muchas veces rezaba y seguía pidiendo que no discutieran. Pero tampoco funcionaba. En ese punto, una parte de mí creía que era por culpa mía. No tenía hermanos y no podía contar esto a muchas personas, pues cuando estaba con mis primos o amigos me dedicaba a jugar y disfrutar. ¿Qué hacía?

Esforzarme en ser buena y no dar problemas para que no pudieran discutir por mí, de modo que intentaba pasar lo más desapercibida posible. Así que por una parte yo era, y por otra parte me adaptaba a lo que debía ser (o mi mente creía que debía ser).

Esa es mi historia, pero seguro que tú tienes la tuya. ¿Cuál es? Tómate unos minutos para conectar con tu niña interna. Cierra los ojos y trasládate a un momento de tu infancia en el que ella era; sencillamente era. Siéntela. Vívela. Conócela y pregúntale (opción uno):

➤ ¿Cómo se siente?
➤ ¿Cuáles son sus cualidades?
➤ ¿Qué permite la expresión de su ser?
➤ ¿Qué la llena de vida?

Conecta a nivel de emociones con esas sensaciones. A ver qué emociones se te despiertan. Quizás es alegría, expansión, plenitud. Cualquier emoción que aparezca, ámala.

Ahora tómate unos minutos para ir saliendo de esas sensaciones e ir adentrándote en otro momento de tu infancia. En este caso, permite que venga a tu mente un momento en el que no eras y sí te pusiste el traje de lo que creías que tenías que ser. Ve sintiendo esa sensación a nivel profundo e interior. Siéntela. Vívela. Conócela y pregúntale (opción dos):

➤ ¿Cómo se siente?
➤ ¿Cuál es el traje que lleva?
➤ ¿Qué podría ayudarla a ser ella sin ese traje?
➤ ¿Cómo sería ese momento siendo ella, sin ese traje?

Conecta, al igual que hiciste antes a nivel de emociones, con esas sensaciones. A ver qué emociones se te despiertan. Quizás son distintas a las anteriores. Cualquier emoción que aparezca, ámala.

Ahora, de nuevo, ve recordando el momento anterior, donde sí eras. Imprégnate de esas sensaciones, de esas emociones, y ve permitiendo que vayan entrando en ese espacio donde has estado al sentirte con el traje y sin él. En ambos espacios. Recuerda esa sensación que te proporciona la expresión de tu ser. Ve ocupando todas las sensaciones de la segunda opción con las de la primera. Tómate el tiempo que necesites. Esa sensación de estar llena de vida, y allá donde hubiese algo de máscara o algo de «traje», imprégnala con esa cualidad de tu niña interior cuando, sencillamente, es.

Muy probablemente te des cuenta de que estos trajes que comenzamos a ponernos de niños nos han acompañado muchos años más. De algún modo así entendemos que se gesta la vida, tal y como la vivimos en nuestro entorno. Es obvio que no todo es negativo, siempre hay momentos positivos, de alegría y de amor rebosante. De hecho, eso es lo que nos da aún más vida y nos permite continuar hacia delante. Con solo recordar esos momentos, nos visita una sonrisa. Por ejemplo, recuerdo un bizcocho que me hacía mi madre y me encantaba, ¡se lo pedía muchas veces! O recuerdo agua con limón que a mi padre le encantaba beber por la mañana, y cómo yo le pedía que me hiciera para mí también. ¡Me hacía mucha gracia cuando fruncíamos el ceño al beberla, porque estaba muy agria! ¿Cuáles son esos momentos para ti? Siéntelos y disfruta. Siente el amor, la alegría y la vida que sentía tu niña interior.

Desde este enfoque, unas familias potenciarán unas cosas e inhibirán otras. No son ni mejores ni peores, sencillamente, como familia también hay una historia que pasa de generación en generación, y en función de la misma se continuará transmitiendo el mensaje de lo que aún esté vigente en esa historia familiar. Esto lleva a que ciertas cosas se puedan expresar libremente y otras formen parte del silencio o el olvido familiar. Pero llegará un día en que alguien rompa. Probablemente salgan a la luz dificultades a través de crisis personales, problemas u otra cosa que no será más que una oportunidad para desbloquear esos patrones que siguen anclados y que desean comenzar a moverse desde otro lugar. Cuando alguien comienza a hacer algo diferente, rompe con un eslabón de una repetición de situaciones que, conscientes o no, forman parte de nuestro legado familiar.

Concretamente, en el ámbito de la sexualidad, puede ser que te veas en la cama o en tu intimidad repitiendo cosas (a veces sin darte cuenta) que no sabes bien de dónde vienen. Puede que esté relacionado con tu propia familia o con tu infancia. Por ello, el diálogo y el hablar son muy importantes. Quizás son creencias sociales, ideas, dogmas. No te agobies si te das cuenta de que estás interpretando algún personaje, lo importante es que te des cuenta de ello, pues es el primer paso para liberarlo. Cuando nos expresamos las cosas se simplifican y se liberan. La invitación es a que te acompañes en todo momento.

Por tanto, si sientes:

➤ Miedo a entregarte.

➤ Vergüenza a expresarte sexualmente hablando o a que vean tu cuerpo desnudo.

➤ Necesidad de controlar la situación o el orgasmo.

➤ Sentido del ridículo.

➤ Tendencia a pensar en lugar de estar presente.

➤ O cualquier otra cosa que te inhiba.

Puedes:

1. Reconocerlo y aceptarlo. Al reconocerlo y aceptarlo es como si lo hablaras contigo y le dieras el valor que tiene para ti (el del reconocerlo).

2. Expresarlo con la otra persona siempre que sea una relación sana. Si por ejemplo es algo acerca de tu intimidad con esa persona, como desnudarte cuando hacéis el amor, le puedes decir que sientes vergüenza de que te vea el cuerpo, e incluso puedes sincerarte y explicarle dónde te sientes más insegura, dándote cuenta de que ya el hecho de enfrentarte a esa vergüenza es un acto heroico. Puedes expresarlo con un profesional (si necesitas guía) o con alguien de confianza. Al expresarlo, en muchas ocasiones vemos que el asunto tiene menos peso del que tenía cuando se cargaba en silencio. Además, si lo expresas con las personas adecuadas, generarán algo positivo que con seguridad te enriquecerá.

3. Pasar a la acción para transformar esa limitación en expansión absoluta.

4. Celebrar tus avances y logros.

Hablar de sexo es interesante, porque en general te ayudará a conocerte algo más. Al conocerte más sexualmente hablando, podrás ver cómo tu sexualidad habla de ti. Cómo te relacionas en tu intimidad ante otra persona es también cómo te relacionas en tu mundo ante otras personas. Qué te resulta fácil es un reflejo de lo que habitualmente te resulta fácil en tu vida cotidiana. Qué evitas u ocultas es lo que en tu día a día evitas u ocultas. Además, no solo desde ese punto de vista, también desde un enfoque más transgeneracional, probablemente eso que a ti te sucede ya le ha sucedido a alguien en tu propio árbol familiar. Es por ello que, si tienes la oportunidad de encontrar un espacio íntimo en el que hablar de sexualidad con personas de tu familia, puede que te sorprenda como ciertos patrones ya se han producido con anterioridad. Si te atreves a hacer algo diferente y transformar ese patrón automático en algo más acorde y coherente contigo en cuanto a tu sentir, probablemente estarás introduciendo un soplo de aire fresco en toda tu línea familiar, concretamente en quienes actualmente están a tu alrededor y quienes aún están por venir, pero incluso a otro nivel, a todo tu árbol genealógico le llega.

Algunas de las ventajas de expresar las vivencias y sensaciones son:

➤ Liberación de emociones que están retenidas, lo que permite que además de aliviar tu vida, tengas espacio para nuevas experiencias más livianas y agradables.

➤ Desbloquear situaciones que estaban ancladas por falta de atención o falta de recursos. Eso potenciará la expresión de tu potencial.

➤ Posibilidad de ser entendida y poder transformar la situación. El simple hecho de que te atrevas a expresarte es ya un logro independientemente de los resultados.

➤ Simplificar las situaciones y generar información. Cuando compartes, te das cuenta de muchas cosas que en ese silencio no se encuentran. Eso abre tu mente, y generas nuevas posibilidades.

En esta sociedad tenemos tendencia al silencio, y el silencio en sí no es malo, sin embargo, cuando no se habla por los motivos que vas a leer a continuación u otros similares sí que hay algo más detrás de ese silencio, y ahí sí que es importante comenzar a airear lo que está intentándose tapar. Algunas de las causas son:

➤ Evitar la vergüenza.

➤ Creer que eso solo nos sucede a nosotras.

➤ Miedo a ser vistas y al sentimiento de vulnerabilidad ante el hecho de que eso pueda suceder.

➤ Acomodación en la zona de confort y dificultad para abrir el corazón ante otra persona.

Así que desde ahora, cuando calles, reflexiona. No has de contar todo, pero tampoco has de silenciar tu propia necesidad de hablar. Hagas lo que

hagas, que sea desde la libertad personal y el amor. A veces cuando te compartes y te expresas no solo iluminas tu propia vida; también eres un faro de
luz para la vida de los otros.

Si lo afrontas bien, valdrás más

Siguiendo la temática de los abusos, pero ya no solo desde mi experiencia personal o profesional, quiero darle voz en *Tu vagina habla* a Félix López, ya que él estudió sobre este tema cuando nadie aún lo hacía en España. Félix López es catedrático y docente de la Universidad de Salamanca desde hace treinta y cinco años. Gracias a él apareció la expresión «Estudios de la sexualidad» en la universidad española. A continuación te comparto algunas de sus reflexiones. Estoy segura de que, aunque no hayas vivido ningún abuso, también te ayudarán en otras facetas de tu vida.

Ante un caso de abuso, es muy importante:

➤ La importancia de hablar, no mantener el silencio.
➤ Reelaborar y ubicar el abuso en el contexto adecuado en la vida de la mujer para no aumentar sus efectos.
➤ No menospreciar. Pasarle la gravedad moral de lo que ha hecho al abusador. Sin embargo, para quien ha recibido el abuso, una buena idea para recordar sería: mi cuerpo sigue valiendo lo mismo en intimidad y en la sexualidad, y tengo derecho a seguir disfrutando de ellas.

Si eres una mujer que ha sufrido abuso o que lo estás sufriendo, o tienes a alguna conocida que se encuentra en esa situación, podría ayudar el hecho de buscar ayuda de personas en las que la mujer confíe y la ayuden. También, que esas personas la crean y la apoyen. Hay que denunciar y ayudarla.

En el primer estudio que hizo Félix, una de cada cinco mujeres reconocía haber sufrido un abuso sexual. Entonces, tomó consciencia de que España no era diferente a otros países, como por ejemplo Canadá, y realizó la única investigación nacional que hay en España, realizando entrevistas en todas las autonomías, con un total de unas dos mil trescientas entrevistas. Con él coincido en que ambos estamos convencidos de que la sexualidad humana es una maravilla, y no podemos dejarla estropear por el hecho de que alguien en un momento determinado haga algo que no debe hacer. Esa persona tendrá que saber que ha hecho algo que no debe hacer y que es un delito contra la propiedad, lo más íntimo, contra la mujer, contra su yo, su cuerpo y contra tu sexualidad a todos tus efectos. Es cierto que es así de grave, pero este hecho no tiene que dejar a la mujer vendida para toda la vida. Hay que buscar ayuda si se necesita, aceptarlo y vivir. Es importante resignificar el abuso en lugar de sobredimensionar sus efectos. Hay un vídeo en YouTube sobre abusos sexuales donde hablo de cómo considero que se debe abordar esta temática para facilitar el tránsito que ha de hacer la persona tras haber vivido esa experiencia. Es obvio que los abusos pueden ser traumáticos e incluso muy graves, pero también pueden no serlo tanto; es decir, nunca están justificados, pero se les ha de dar la dimensión que tienen. En un abuso, alguien ha violado la propiedad de la otra persona (porque su cuerpo es su propiedad), pero eso no quiere decir que quien ha sufrido el abuso haya perdido valor.

Los abusos figuran como la única forma de maltrato, y no figuran los casamientos forzados de niñas jovencitas, las mutilaciones, la no aceptación de la homosexualidad, de la transexualidad. Hay un proceso legal para quien comete el abuso.

Hay personas que han podido sentir placer durante el abuso. En su investigación, observaron que las personas que disfrutaron del placer, porque fue una seducción, engaño, hubo caricias o un trato físico no violento y disfrutaron, posteriormente lo elaboraron peor. Detrás de todo eso suele estar la atribución dada en esta sociedad al placer: la maldad del placer, el placer pecaminoso, el placer sucio. Otra opción para esas personas, en lugar de adoptar ese concepto del placer, sería normalizar la posible excitación, ya que en la fisiología sexual puede ocurrir eso. De hecho, hay víctimas a quienes las han tratado muy cariñosamente en los abusos, y eso a veces complica más incluso la percepción de abuso. La persona que lo ha sufrido no es culpable. Fue seducida, o engañada o lo que fuera. No tiene ninguna culpa.

En cuanto a las diferencias entre hombres y mujeres:

➤ Es la mitad el número de víctimas hombres (10-15%) que de mujeres (20-25%).

➤ A los varones les costaba más reconocerlos.

➤ Las prácticas sexuales entre varones eran más cotidianas en la vida.

Si es preocupante que los abusos sean tan frecuentes, no puede pasar desapercibido que se repitan con tanta frecuencia como ocurre en casi la mitad de los casos, ya que aumenta la posibilidad de que los efectos sean más graves, al aumentar la probabilidad de que la víctima se sienta culpable por no haber evitado la repetición del abuso, y porque las relaciones más continuadas entre agresor-víctima pueden entrañar otros factores de riesgo. En España, el 55,8% de los casos de abuso ocurrieron solo una vez, pero el 44,2% se repitió entre una y veinticinco veces más. Los agresores son casi siempre varones. Los abusos sexuales de menores, como la violación y el acoso sexual, son cometidos con una frecuencia mucho mayor por hombres que por mujeres. En la investigación de Félix López, se halló que un 86,6% de los agresores fueron varones, frente al 13,9% de mujeres que abusaron de menores.

En el libro de Félix López *Los abusos sexuales a menores y otras formas de maltrato sexual,* este afirma que todas las investigaciones confirman que la pubertad es el periodo en el que los niños y niñas son más vulnerables, aunque es probable que a medida que descendemos en edad, algunos casos de abusos no sean reconocidos como tales por los niños muy pequeños o que, simplemente, no los recuerden.

Sexualidades diversas, sexualidades como todas

Quise incluir en el libro a Carlos de la Cruz, porque es doctor en psicología y sexólogo referente, entre otras cosas, en el campo de la discapacidad. Tengo algún familiar con discapacidad, y quizás tú conozcas a alguna persona a tu alrededor. Con él conversé y podrás ver cómo no hay tantas diferencias entre las llamadas mujeres con discapacidad y las no discapacitadas. De hecho, todo lo que leerás a continuación nos sirve y vincula a todas. Estas fueron algunas de las conclusiones de la conversación.

Como suele suceder, en general, se permite más la sexualidad del hombre. De hecho, tiene una mayor visibilidad la sexualidad del hombre y todo se orienta más hacia la misma. La mujer necesita más legitimidad que el hombre, y Carlos observa que también es necesario que la sexualidad femenina gane más espacio, más cuidado y, en general, más presencia. Si esto sucede habitualmente en la mujer, mucho más en el caso de la mujer con discapacidad.

Aunque no todas las sexualidades son iguales ni todas las discapacidades tampoco, hay algunos aspectos muy importantes a tener en cuenta, como:

El desconocimiento. A una mujer con discapacidad es poco probable que alguien le explique cómo es su vulva o cómo son sus pezones. Al igual que, en general, es más probable que a un hombre se le enseñe cómo es su pene que a una mujer. Es decir, con las mujeres ni se hace lo mismo ni con la misma intensidad que con los hombres. Estoy segura de que todas o casi todas las mujeres estamos de acuerdo en que esto es general a todas, ¿verdad?

En general, incluso cuando no se enseña a las mujeres a llevarse bien con sus vulvas, es muy probable que esa mujer pueda acabar llevándose bien con ella porque lea este libro, escuche algo en la radio, otra persona le hable... Es decir, si no lo han aprendido por un lado, ellas tienen las competencias para adquirir el conocimiento y, al final, es probable que este les llegue de una manera u otra (estamos generalizando). Sin embargo, puede suceder que en una mujer con discapacidad no suceda lo mismo. Quizás esa mujer no tiene las competencias que tiene otra para encontrar esos recursos y adquirir ese conocimiento.

Ya comentamos anteriormente la importancia de romper el silencio. El silencio habitualmente rodea a todas las mujeres. Si rodeamos a las mujeres con discapacidad de silencio puede que este pese aún más, porque quizás tengan menos competencias personales para buscar la información por su cuenta, como decíamos antes. Hemos de proporcionales aún más recursos.

A veces se considera que no hablar ayuda, porque si hablamos nos metemos en líos. Si lo sexual se sigue viviendo como un engorro o un lío, el silencio se vive como algo que protege. Si tú le cuentas cosas sobre la menstruación, la masturbación, el crecimiento... y lo que le estás contando es verdad y sensato, eso no puede perjudicar. Lo que perjudica es escuchar cosas que no son ni verdad ni sensatas.

Por lo tanto, ese silencio del que en ocasiones la rodeamos para «protegerla» se convierte en algo dañino, pero si se hablara abiertamente puediera ser que ayudáramos, y mucho.

Carlos de la Cruz cree que una persona con discapacidad sí puede llevar una vida sexual satisfactoria, con coito o sin coito, con masturbación o sin masturbación. Lo que hace falta es que a su alrededor existan unos mínimos de conservación, de intimidad. Para tener una relación de intimidad lo primero es tener relaciones personales. Y ¿qué espacios de relación tiene una persona con discapacidad donde pueda conocer a personas para relacionarse y tener intimidad? En el caso de una persona con discapacidad, se han de generar esos contextos. Si el modelo de sexualidad es la heterosexual, con coitos, etc., la persona discapacitada no tendría una sexualidad plena, pero Carlos no cree que esa sea la sexualidad plena. Si lo sexual es lo que aparece como norma, no, pero si lo sexual es más amplio, sí podría decirse que las personas con discapacidad pueden tener una sexualidad satisfactoria.

Esto puede aplicarse a cualquier ámbito y colectivo de la sexualidad. De hecho, en mi propio caso, yo mantuve silenciado el abuso sexual que viví durante muchísimos años, pero ahora, cada vez que considero que mi experiencia puede aportar algo, lo comparto, pues en la gran mayoría de las ocasiones alguien me dice que, gracias a escucharlo, ha recordado cosas que le habían pasado desapercibidas, o que le es más fácil enfrentar su propia realidad. Así que es el momento de no silenciar y sí visibilizar lo que se tiende a silenciar y expresar con naturalidad.

Así que ahora te propongo coger de nuevo tu cuaderno y:

➤ Hacer una lista con todas las situaciones que has silenciado en lo referente a la sexualidad. Puede ser algún tipo de abuso sexual, pero te animo a que vayas más allá y lo hagas también con abusos en tus relaciones de pareja, contigo misma o con determinadas situaciones.

➤ Pregúntate: ¿qué podría ayudarte a nivel personal para sanar esa situación?

➤ Hacer todo lo posible para darte eso que necesites y, si es posible, de un modo amoroso contigo y con tu entorno.

Si puedes, contribuye

«Sé el cambio que quieres ver en el mundo.»

M. GANDHI

*E*n la investigación que llevé a cabo y de la cual conocerás mucho más en capítulos posteriores, las mujeres afirmaron que:

1. Durante su crecimiento, su familia y cuidadores les daban mensajes positivos sobre sus genitales: en un 7,4% siempre lo hacían; en un 6,1%, a menudo; en un 18,8%, a veces y en un 67,7%, nunca.
2. Durante su crecimiento, le transmitieron el mensaje de que tocar sus genitales era malo o sucio: en un 36,7% nunca se lo dijeron; en un 24,5%, a veces; a un 17,5% se lo dijeron a menudo, y un 21,2%, siempre recibió ese mensaje.

Necesitamos aportar para que estos datos cambien. La familia y los cuidadores son las principales figuras de referencia, así como los agentes sociales. Sus mensajes tienen una influencia no solo en el presente, también en el futuro de la vida de esa persona.

Si sumamos porcentajes de la segunda afirmación, veremos que un 78,7% ha escuchado que tocar sus genitales era malo o sucio. ¿Cómo pretendemos que las mujeres estén sanas mentalmente y amen su cuerpo si reciben ese tipo de mensajes siendo niñas? Aquella que lo consiga, ha de hacer un esfuerzo extra por sentir ese amor propio y salud mental. Es por ello que es de suma importancia transmitir conocimientos y recursos a las madres, padres, agentes sociales, educadores y personas de todo ámbito que tengan relación con niños y adolescentes. Si transmitimos una idea sana de tocar el cuerpo (jamás podrá ser malo o sucio), se potenciará que el niño desarrolle bienestar y calidad de vida, así como mayor discernimiento en el cómo tocar su cuerpo. Porque probablemente, si se le transmite pureza, su tacto hacia sí mismo sea más puro que si se le transmite una idea basada en la perversión. Así que mira a tu alrededor y observa la sensación general que existe hacia el sexo (mayoritariamente es perversa), y comienza a sembrar semillas de cambio para que, con los años, podamos ver una sociedad con más autonomía a la hora de elegir cómo desea relacionarse con su sexo y cuerpo, porque tocar el cuerpo es tan necesario como satisfacer el afecto o cualquier otro tipo de necesidades vitales que tenemos cualquier persona.

Estés en el ámbito que estés, seguro que puedes aportar tu granito de arena. Este testimonio es el de una profesora que está aportando en su contexto cercano:

«Doy clases en secundaria de filosofía, psicología y valores éticos a jóvenes de edades entre 12-18 años. Durante los años que llevo de profesora el tema de la sexualidad siempre ha sido algo de lo que les encanta hablar y compartir, especialmente les gusta que también tú les hables, sobre todo si son cosas de las que desde casi ningún ámbito, tampoco público, se les ha hablado. Su actitud respecto a lo que quieren hablar y lo que necesitan escuchar o preguntar es diferente cuando tienen doce años que a los dieciocho. He sido también tutora de diferentes niveles y he visto cómo recibían un programa de educación sexual. Es maravilloso que se hable de ello en las aulas, pero hay muchas carencias. Al principio, las charlas las reciben con mucho interés, pero después la queja se oye: «Es lo mismo de siempre, cómo poner un preservativo, enfermedades y prevención de embarazo...». Después, hablando con ellos he visto que han buscado a alguien para que les ayude o les dé respuestas, más allá de la información que se les da en las charlas, porque en ellas no se habla de cómo vivir su sexualidad. He visto el miedo de algunas adolescentes a tener relaciones íntimas por miedo a quedarse embarazadas o miedo a que les haga daño. También me han buscado alumnas cuando han tenido un retraso importante de la regla, por no tener a quién acudir, a alguien de confianza que no las condene... En los chicos surgen dudas sobre si ha habido algún desgarro cuando se ha producido un sangrado, y ¿era o no de la regla? Y otro tipo de dudas.

Todo esto me llevó a ver la necesidad que tienen los jóvenes de tener a alguien que les escuche y les atienda o resuelva sus dudas conforme van teniendo sus experiencias, pero también a ver lo solos que están respecto a vivir una sexualidad plena y consciente. Y aquí es donde este año di un cambio al enfoque. Hasta ahora me limitaba a charlar en clase y escucharles. Este año, después de conocer a Isabella Magdala y que ella me acompañara y me siga acompañando en varios procesos míos, el tema de vivir la sexualidad de forma más consciente cada vez se va haciendo más presente en mis clases. No es solo hablar de sexo, es hablar de conocerte, de respetarte, de amar el cuerpo de la mujer, el cuerpo del hombre, en plenitud. Puede haber un placer y un disfrutar desde un amor y un respeto a uno mismo y al otro; es más, la verdadera libertad se da por ese camino.

Fue así como un día en clase les hablé de la menstruación, de la sangre, del útero, de lo creador en la mujer, y cómo el hombre, respetando eso, podía amar más y mejor a la mujer. Otro día les puse en clase el vídeo de Isabella Magdala «Mujer, ámate». Después hicimos un círculo en el que cada uno compartía lo que sentía tras ver el vídeo. Me escribieron redacciones preciosas sobre su sentir, y entendí que poco amor les damos si no les explicamos que se puede vivir la sexualidad desde otras partes de ti, desde el amor a ti y no solo desde el amor en pareja o por la pareja. Sus preguntas y dudas surgían en tropel, y como sabía que había gente que no preguntaría ciertas cosas en público delante de sus compañeros (todavía hay mucho tabú, prejuicios y juicios), puse una caja para que dejaran en ella de forma libre y anónima sus preguntas, de modo que después Isabella Magdala pudiera contestar cuando viniera, porque le pedí que viniera, y también a su pareja. Hay mucha necesidad de ver otro tipo de masculino distinto del que se les enseña, consciente y vivido desde el amor y el respeto; de verdad.

Este camino que inicié con Isabella me llevó a darme cuenta de que la «educación sexual» que reciben es todavía muy patriarcal, basada en un modelo de sexualidad protagonizado por la penetración, o como diría Isabella, en el llegar al orgasmo, o como algo meramente físico. Se tiene poco o nada en cuenta la escucha de los cuerpos y de los corazones. ¿Cómo puede haber una educación sexual real sino les explicamos cómo se viven el respeto y el amor reales en uno mismo y en el otro, en las relaciones sexuales y/o amorosas? Desde mi punto de vista, les hemos explicado cómo vivir una sexualidad desde lo físico (fue un primer paso en su momento), ahora podemos poner rumbo a vivir una sexualidad plena y consciente, conectada con el sentir real y el valor por vivir y disfrutar.

Además, estoy segura de que si educáramos en sexualidad consciente, atajaríamos muchos problemas derivados de considerar el cuerpo de la mujer como un objeto o un perchero, y ver en el hombre otro tipo de masculino capaz de afirmarse en la sociedad desde el amor, el respeto por él mismo, por la mujer, el otro y el mundo. También he escuchado y escucho a muchos jóvenes y hombres quejarse y sufrir por cómo el tema de defender derechos de la mujer está haciéndose desde la agresividad, la imposición, el chantaje emocional y el miedo. El maltrato psicológico existe en ambas direcciones, y los dos provienen de las carencias del amor. Por eso es esencial y urgente darles a los jóvenes un espacio para hablarles de sexualidad consciente. En mi caso lo estoy aprendiendo de la mano de Isabella Magdala, un camino que me lleva a amarme y reconocerme y a abrir mi corazón a una sexualidad conectada con el corazón, y es desde mi vivencia personal desde donde lo puede compartir con mis alumnos. Espero de corazón que estas palabras sirvan para abrir un camino nuevo en una educación más acorde a vivir una vida y sexualidad plena y feliz, y por lo tanto una sociedad humana de verdad».

Otro de los interesantes datos hallados en la investigación que he llevado a cabo ha sido que «a mayor educación genital, mayor percepción genital externa». Con esto quiero decir que, sabiendo ya todos los beneficios que aporta el observarse la vulva, al proporcionar una sana educación genital estamos contribuyendo a que las niñas y adolescentes puedan aumentar su percepción genital externa. Esto les llevará a vivir una mayor calidad de vida en todos sus aspectos, como ya hemos visto incluso a nivel emocional.

Danza con el tiempo

«Cada tictac es un segundo de la vida que pasa, huye,
y no se repite. Y hay en ella tanta intensidad, tanto interés,
que el problema es solo saberla vivir.
Que cada uno resuelva como pueda.»

FRIDA KAHLO

Sea porque vas a tener un tiempo contigo para darte amor, o sea porque desees compartir tu amor con otra persona y recibir, el NO TIEMPO es importante. Es decir, no escatimes en el tiempo cuando vayas a mantener relaciones sexuales.

Te has parado a pensar en alguna ocasión:

➤ ¿Cómo te gestionas con el tiempo?
➤ ¿Vives en paz o vives en velocidad?
➤ En caso de vivir en una vida rápida, ¿cómo la vives?
➤ ¿Cuánto espacio hay en tu vida para ti?
➤ ¿Cómo gestionas «lo despacio»?
➤ ¿Sabes que lo masculino está relacionado con el tiempo?
➤ ¿Eres puntual? ¿Llegas siempre tarde?

Adéntrate en ti para seguir descubriéndote en todas tus formas. Todas estas preguntas y respuestas te darán pistas de tus cualidades relacionadas con el masculino.

A veces, puedes estar entre mucho ajetreo a tu alrededor pero aun así vivirlo con paz y en conexión contigo. Es el resultado de estar en contacto contigo y volver a ti cada vez que te pierdes. Eso te hará sentir con una cierta plenitud. Gestionas tu tiempo en lugar de que tu tiempo te gestione a ti. Si en cambio sientes que no tienes tiempo, que todo va rápido y que te falta espacio, es muy importante que te pares para oxigenarte, reconectarte y darte permiso para vivir como mereces.

Es muy importante tomar el tiempo para la pareja (o para ti) y para relacionarse sexualmente. Incluso si hay hijos, es importante. Puedes encontrar la manera, ya sea mientras están en alguna actividad o contratando a una niñera, pero ese espacio permitirá que la pareja siga alimentando su intimidad. Si tienes una vida social muy activa, puedes posponer o cancelar alguna de tus citas para ir hacia el encuentro contigo misma y darte gozo. Si tienes tu casa hecha un desastre, puedes crear un rinconcito de forma fácil para ocuparlo contigo y/o con tu pareja y generar gozo. Tu sexualidad es un reflejo de ti. Tu relación con tu vulva, tu vagina y en general tus genitales también es un reflejo de ti. ¡Dedica una habitación para generar gozo en tu hogar! También puedes tener otro espacio para meditar y conectarte contigo. En general, es muy importante para toda persona pasar tiempo consigo misma. Tiempo para sentirte, para mirarte, para amarte, para hacerte el amor, para ser amor contigo y, si así lo decides, con la otra persona, pero siempre contigo.

Dale atención y valoración al «no tiempo». Entra en esos espacios sagrados donde en lugar de ir corriendo para llegar a una meta (el orgasmo), simplemente se disfruta, se goza, se van descubriendo lugares, sensaciones, emociones, vivencias que solo pueden vivirse a través de la experiencia, de la presencia, del no hacer y sí del ser, del compartir, del abrir el corazón y desde ahí el cuerpo, y desde la entrega a la experiencia, desde el respeto hacia donde sí se quiere ir y donde no se quiere estar.

Cuando estás en el presente, de alguna manera entras en el «no tiempo», donde permites que el cuerpo irradie, sin necesidad de la mente que suele distraer de lo real, de lo presente, de lo orgánico, de lo vital. Cuando hay tiempo para el contacto real, para la auténtica intimidad de una con una y/o con alguien más, el cuerpo va abriéndose a la verdadera experiencia de la unicidad y la intimidad. Da igual lo que físicamente suceda, da igual si son caricias o si es penetración, la nutrición es la misma. Los dedos pueden ser sentidos como profundos y sensuales y hacerte retorcer de gozo sutil mientras con su suavidad van rozando cada parte de tu piel, practicando tu presencia en cada milímetro que recorre, en lugar de fantasear y querer más. No hay nada más eterno que lo real. El cuerpo irá nutriéndose en cada instante sentido con presencia, recibiendo y valorando, siendo suficiente, pero, a su vez, permitiendo que el gozo se expanda por sí solo. Si a eso le añades tu vagina/vulva relajada y que vayas abriéndote, entregándote cada vez más a la sensación de orgasmo, puede ser que el mismo te llegue de forma natural. No tendrá por qué llegar a su clímax (o sí, si así lo decides), pero esto significará que estarás ampliando la presencia en tu vida, la capacidad de vivir y ser gozo, de ser Amor.

Es muy importante respetar el momento en el que tu vulva desea ser tocada y tu vagina penetrada o tocada. Dedícate tiempo a sentir verdaderamente cuándo es el momento para que la otra persona o tú misma te toques esa zona. Respeta sus tiempos, sus preferencias, sus formas. Podrás observar cómo cada día es diferente y cómo hay un vínculo entre tus emociones y esa zona. Cuanto más te conozcas a ese nivel, mayor empoderamiento personal tendrás. Cuanto más amorosa y respetuosa seas contigo a ese nivel, mayor capacidad de amar y recibir amor y valoración tendrás.

Nuestros tiempos son distintos a los de los hombres y, en general, los tiempos de todos son distintos a lo que nos han enseñado en la sexualidad tradicional, donde todo es tan rápido que no da tiempo a entregarse ni a sentir. Nos enseñan desde pequeños a estar hacia fuera, es decir, tener que gustar, dar la talla, tener que agradar, tener que satisfacer al otro. Mira a tu alrededor y verás a muchos hombres con el deseo de ser un buen amante o con el estrés de tener que tener el pene erecto para dar la talla, o que cuando una mujer observa que su pareja no «se pone», ya está pensando rápidamente que no le atrae lo suficiente; pues aquí la invitación es que te gustes a ti en tu sexualidad, te conozcas a ti, qué te gusta a ti y qué no te gusta, qué le hace bien a tu vulva y qué no soporta, cómo disfrutan tus pezones y qué les irrita. De este modo, podrás respetar tus límites más fácilmente y, a su vez, podrás ser muy respetuosa con la otra persona, no por los condicionamientos sociales, si no de forma natural y sencilla.

Así que ahora desconéctate de todo para adentrarte en experimentar la vida tomando las riendas de tu tiempo; creando espacio para tu propio gozo, placer e intimidad. Seguro que tienes muchas ideas, y las posibilidades irán apareciendo cada vez más.

Tu cuerpo: tu templo

«Conoce tu cuerpo y conocerás tu universo.»

ISABELLA MAGDALA

D urante muchos años, la mujer ha sido y aún hoy sigue siendo castigada. Esto lo sabemos. Pero también sabemos que cada una de nosotras tiene el poder de liberar todas las herramientas de autocastigo y recibir el poder de la bendición de ser amada.

El cuerpo y la percepción corporal son aspectos muy importantes en nuestra vida. De hecho, la industria relacionada con la imagen y lo corporal es de las que más crece, y eso se debe, entre otras cosas, a que es un tema relevante para una gran parte de la sociedad. Nos preocupa estar y ser guapas. No sé si esa preocupación es real o es casi impuesta y acaba pareciendo real. Quizás te apetezca reflexionar sobre si el estado de esa belleza suele atribuirse desde una percepción basada en la valoración externa o interna, porque no sería lo mismo que esa atribución fuera dada desde una percepción personal e interna que desde una social y externa. Tampoco sería lo mismo que esa percepción interna estuviera libre de condicionamientos o basada en lo que se espera que se cumpla. Brennan, Lalonde y Bain (2010) investigaron científicamente las diferencias y las similitudes en relación a la insatisfacción de la imagen corporal en hombres y mujeres. En sus resultados, hallaron que:

➤ Los hombres se sienten mejor con respecto a sus cuerpos que las mujeres.
➤ Las mujeres experimentan percepciones negativas de la imagen corporal en más situaciones que los hombres.
➤ Las mujeres experimentan percepciones de imagen corporal significativamente más negativas durante la actividad sexual que los hombres.

➤ Tanto en hombres como en mujeres, los participantes con menor autoestima también tenían una menor estima corporal.

➤ Las mujeres mostraron que tenían más integradas las normas sobre la apariencia sociocultural, mayor vergüenza y estado de alerta sobre la imagen corporal que los hombres. Tanto hombres como mujeres reflejaron el mismo grado de consciencia y de control sobre el cuerpo.

➤ Las mujeres con bajo peso estaban menos satisfechas con respecto a su propio cuerpo que los hombres con bajo peso.

Es curioso que en este estudio las mujeres no obtuvieron niveles más altos de percepciones negativas de la imagen corporal en las actividades de ocio y sí cuando se relacionaba con la actividad sexual. Quizás este hecho pueda ser debido a que en el contexto de ocio se veía el cuerpo como un instrumento en lugar de como un objeto, y esto puede promover una imagen corporal más saludable (Brennan et. al, 2010). Como la sexualidad es tan amplia y nos influye en tantos aspectos, Rozin y Fallon (1998) hallaron que existen estudios en el campo de los trastornos alimentarios que afirman que el sexo parece ser un mejor predictor en lo referente a las actitudes que, por ejemplo, el aspecto de la influencia entre generaciones (Rozin y Fallon, 1998). Así que, se mire como se mire, parece que la sexualidad nos influye más de lo que *a priori* solemos pensar.

Párate un segundo y reflexiona sobre:

➤ ¿Qué influencia tiene la sexualidad en la percepción que tienes sobre tu propio cuerpo?

➤ Y ahora piensa lo inverso, es decir, ¿cómo te influye la percepción que tienes sobre tu propio cuerpo en tu sexualidad?

➤ Y si quieres seguir indagando, reflexiona sobre lo siguiente ¿cuántas veces has escuchado eso de que «primero has de amarte tú para luego poder ser amada como quieres»? ¡Pues es verdad!

El hombre también es un esclavo, ya que está obligado a no sentir, a ser un cazador con unos estereotipos validados que lo alejan profundamente de su esencia. Sin embargo, el hombre también es amor.

Cuando una persona está en sí, en su centro interno, esa persona fluye. Es muy importante centrarse más en lo interior en lugar de centrarse en qué hacer externamente. La acción ha de nacer de dentro hacia fuera, no de afuera hacia dentro. Es cuestión de centrarse en estar en el amor, en la aceptación, en el agradecimiento y en la paz con uno mismo. Al relacionarte así con el mundo, te será más fácil vivir tu vida desde una actitud centrada, y cuando te pierdas, volverás más fácilmente a ti. Te será más fácil expandirte y potenciar lo mejor de ti.

Cuando estás en ese lugar interior, todo va solo y sientes tal felicidad y amor dentro de ti que ahí es cuando cumples tu propósito de vida a todos los niveles; desde la fluidez y aceptación, desde el no control, desde la certeza absoluta. Es como en el acto de Amor, uno se entrega a la relación. Fluyendo y estando en la presencia, desde ahí todo es gozo, y ese gozo puede llevarte a la cúspide del amor creando tu propia vibración de éxtasis, orgásmica y vital.

A nivel cotidiano podemos poner un ejemplo que puedes trasladar a infinitas partes de tu vida. Si tu propósito de vida es ser profesora, la propia vida te irá poniendo señales por delante, herramientas y métodos para llevar a cabo esta profesión. Te llamarán la atención, pero en ti estará tomar esas señales como válidas o desecharlas. Cuando estás en el estado de confianza y conexión interior, a pesar de los posibles miedos que puedan entrarte, habrá una fuerza mayor (tu propia intuición y conexión) que te empujará a seguir por ahí y, poco a poco, con más alegría y fluidez irás desarrollando eso que has venido a hacer, y cuando ya estés haciéndolo mirarás hacia atrás y comprenderás. Es decir, desde tu estado de paz interior, podrás tomar mejores decisiones que te llevarán a vivir en mayor alineación con tu propósito de vida.

Y si sigues potenciando ese estado (que al principio puede ser que solo lo mantengas unos instantes), te habituarás a vivir en conexión contigo. Sería un verdadero cambio social. Desde ese estado más y más puertas se te irán abriendo, pero no porque estés cambiando algo externo (que también se reflejará fuera), sino porque estarás con una determinada actitud interna que te hará mover determinada energía dentro de ti (energía vital) y moverte (acción) en la dirección correcta.

Todo está dentro de ti. Tu vida es un reflejo de tus pensamientos y actitudes. Si algo no te gusta fuera, mira dentro. Ahí reside el poder del cambio, el poder de tu liberación y felicidad.

A medida que vayas conociendo tu cuerpo físico, sentirás mayor conexión contigo, y tu poder personal se verá fortalecido. Incluso si se presentaran dificultades o sensaciones/emociones incómodas, sostenlas. Son reflejos, memorias, patrones, vivencias propias o del linaje que necesitan salir. La sexualidad es un hermoso camino para crecer y explorarse. A través de la sexualidad de modo consciente, puedes transformar memorias y recuerdos, ampliar el gozo en tu vida cotidiana, más allá de la propia relación sexual.

Una sexualidad sana y consciente es reflejo de una mente sana y consciente. Nunca la sexualidad fue perversa e insana. Tampoco nunca fue un compromiso, un vicio o una obligación. Eso es parte de lo que se ha hecho con ella, pero tu cuerpo está esperándote para ser tu mejor canal de conexión contigo, y desde ahí, podrás transformar completamente tu paradigma sexual en la medida en la que lo necesites o desees para que puedas disfrutar de una vida digna y gozosa, nutricia y abundante. Tal y como mereces.

Hay mujeres que creen que tienen grandes dificultades, incluso se sienten mal por no poder llegar al orgasmo, y lo fingen o creen tener problemas. Sin embargo, el hecho de que existan esas dificultades no quiere decir que vaya a seguir sucediendo siempre. A continuación tienes el testimonio de una mujer:

«Isabella, anoche me pasó algo maravilloso que quiero compartir contigo, ya que creo que en parte ha sido gracias a ti.

Mi pareja vino a pasar el día conmigo, decidimos pasar el día con la bici, divirtiéndonos, y le fui contando cómo había vivido el fin de semana en el residencial contigo. Cosas que había pensado, etc. Por la noche, ya en nuestro templo de amor (lo que viene siendo la cama, ¡ja, ja!) por fin me sinceré y le conté que no había sido del todo honesta con él: le había dicho que tenía orgasmos diferentes, menos intensos, cuando hacíamos el amor con penetración, pero orgasmos.

Ayer le dije que eso no era así, que sentía mucho placer, pero no eran orgasmos, y que quería ser sincera, porque sentía que tenía que hacer las cosas de diferente manera. Se alegró mucho de que se lo contara (creo que ya lo sabía) y de que me abriera a él de esa forma. También me dijo que iba a honrar a mi vulva como se merecía; con respeto y permiso.

Esta misma noche, así, sin proponérmelo ni esperármelo, de repente mientas él besaba mi vulva, orgasmé de tal forma que aún ahora siento el cosquilleo por la piel. Tampoco nunca había tenido un orgasmo si no era yo quien me hacía el amor, así que fue un regalo maravilloso que nos emocionó y entusiasmó tanto a mi vulva como a mí».

Otra mirada

$\mathcal{E}$n muchas ocasiones no es tanto lo que sucede como la atención que le damos a eso que sucede. Recuerdo la primera vez que miré mi vulva. De pronto, un día me di cuenta de que no la había mirado con detenimiento. Para empezar, había pasado muchísimo tiempo sin mirarla, y si lo hacía era rápido, con prisa y por alguna justificación, es decir, no la miraba por y para mí. Si lo hacía era por algo externo, circunstancial y pasajero. Cuando me detuve a hacerlo me sentía entre temerosa, vergonzosa y curiosa. De alguna forma la evitaba. Sentía una mezcla de asco, desconocimiento e incluso culpa. Si te fijas, lo habitual es que de eso nadie hable, ni se enseña cómo mirarla. Por lo tanto, una parte de mí creía que eso quizás no estaba bien y que estaba haciendo algo inapropiado. Sin embargo, si era mi cuerpo ¿cómo no conocerlo? Me había faltado una educación en la que me mostraran esa posibilidad, alguien que me hablara de que esa parte de mi cuerpo era sana, natural y que era una parte más. Hasta entonces era una parte que pasaba desapercibida. Del mismo modo, cuando mantenía relaciones sexuales no era algo habitual observar la vulva o tener un sexo consciente. Claro que la vulva estaba presente como entrada hacia la vagina, pero no mucho más. A día de hoy, creo que muchos síntomas de la zona genital son formas en que la vulva tiene de expresarse y llamar la atención de la mujer, porque de otra forma ni nos enteramos (verdaderamente) de que existe. Darle la presencia y el valor real que merecía fue algo que me llegó con los años. Afortunadamente, hoy vamos teniendo más información y, aunque la sexualidad que se nos muestra de modo habitual sigue siendo básicamente la que está centrada en el sexo convencional, vamos teniendo acceso a otro tipo de información que nos invita a relacionarnos con nuestro cuerpo y nuestra sexualidad como algo sacro, como un puente entre lo evidente y lo etéreo, entre lo sensorial y lo místico.

Como sabemos, el *mindfulness* va incrementando su presencia en textos científicos. Desde esa perspectiva se contempla la autocompasión. La autocompasión permite que en lugar de que se produzca una identificación excesiva con aquello que limita, se potencie una actitud de atención plena. Existen estudios que sugieren que la autocompasión puede impactar positivamente en áreas como la imagen corporal, además del ámbito de la conducta alimentaria. Desde esta perspectiva, Duarte, Ferreira, Trindade y Pinto-Gouveia (2015) llevaron a cabo un estudio donde participaron seiscientas sesenta y dos estudiantes universitarias. Exploraron la autocompasión como mediador entre la insatisfacción corporal, la comparación social basada en la imagen corporal y la calidad de vida. Estos autores hallaron que la autocompasión tenía un componente de mediación en cuanto al impacto de la insatisfacción corporal y las comparaciones sociales desfavorables sobre la calidad de vida psicológica.

En esta investigación se comprobó que la autocompasión era un elemento que mediaba entre las evaluaciones negativas de imagen corporal y la calidad de vida de las mujeres jóvenes. Encontraron que cuando una mujer tiene una menor capacidad para tratar amablemente su cuerpo y tiene una menor autocompasión, se produce un impacto en su calidad de vida a nivel psicológico. De este modo, se podría decir que es realmente importante para la mujer contemplar la posibilidad de tener autocompasión y tratarse con amabilidad. Este estudio también puso de manifiesto la influencia de la comparación social en la calidad de vida psicológica, además de la autocompasión, así como el hecho de que, en las mujeres jóvenes, la calidad de vida psicológica depende en gran medida de cómo se perciben a sí mismas, teniendo como referencia la imagen corporal, y en relación a sus pares.

Así que podrás imaginar que en un libro como este la invitación es a que seas autocompasiva, además de contigo, con tu vulva, con tus pechos, con tu vagina. Que seas amable con esa mirada que dedicas a esas zonas de ti. Que seas autocompasiva contigo, en todas las facetas de tu vida, porque te lo mereces.

El sexo es sexo como tal y solo depende de «desde dónde lo hagas» (a nivel interior y por consiguiente, exterior). No hay nada en él que esté bien ni mal. El enfoque de *Tu vagina habla* pretende generar reflexión independientemente de lo que con posterioridad cada persona elija. Si pretendes adentrarte en ti, aprovecha el acto sexual para ello. Que no sea simplemente «un polvo», o follar, o un «aquí te pillo, aquí te mato». Hacer el amor con consciencia puede ser lo más revelador que te encuentres en tu vida. Puede ser fuente de salud y evolución, puede transformar tu historia y devolverte una información única sobre ti.

Te propongo un ejercicio que puedes hacer en pareja o contigo misma delante de un espejo. Durante todo el tiempo que dure la práctica, dale valor a las sensaciones que percibas en tus genitales y, de vez en cuando, dirige tu atención a sentir cómo está tu vagina y tu vulva. Puedes permanecer en cada uno de los pasos señalados unos minutos para integrar cada experiencia. Con este ejercicio, irás aumentando tu presencia y consciencia:

1. Siéntate frente a tu pareja (ya sea hombre o mujer) o ante un espejo de cuerpo entero si vas a hacerlo contigo. Comenzad con ropa pero haced que la habitación esté cálida. Sentaos en la cama o en el suelo, a ser posible con las piernas entrecruzadas o en postura de meditación, con la espalda recta.

2. Miraos fijamente a los ojos. Intentad no caer en distracciones tipo muecas, risas, nervios, etc., aunque todo lo que suceda, permítelo con presencia. Simplemente sé honesta/o para volver a ti cada vez que sientas que te has perdido. Tomaos un tiempo para ir conectando.

3. Cuando ya estéis «dentro del ejercicio» comenzad a inhalar con la conciencia de que estáis permitiendo que la otra persona entre en vosotros, y al exhalar ve permitiendo abrirte y entregarte al otro. Intenta volver a ti cada vez que te pierdas. Muy probablemente te irás fuera en algún momento. Vuelve.

4. Si ves que aceleras la respiración, pon atención a la misma y ve acompañándola. Verás que el ritmo comienza a cambiar y también tus sensaciones. Ve encontrando intensidad dentro de ti sin necesidad de hacer nada.

5. Cuando te sientas en conexión contigo y con la otra persona, ve quitándote algo de ropa. Intentad mantener la mirada el máximo tiempo posible. Volved a realizar los pasos 2 y 3, pero ahora observad si hubo algún cambio. Observad si la mente o la excitación intervinieron más o menos. Sin juicios, solo observa y vuelve a ti. Observa qué te es más fácil, qué te es más difícil, y continuad hasta que lo decidáis.

6. Posteriormente podéis hacer el amor, tocaros conscientemente o fundiros en un gran abrazo si sencillamente queríais experimentar.

Si vais a tocaros, intenta que no consista en «tocar al otro», sino que «el otro te toque a ti a través de tus manos». Imagina que tus manos son la propia vida y que el contacto de tus manos con esa otra persona te permite sentir a la otra persona en tu vida. Vas a descubrir muchísimas cosas.

Este simple ejercicio te aportará grandes beneficios:

➤ A nivel personal te permitirá adentrarte mucho más en tu propio interior y conocer en qué momento te encuentras en tu presente. Todo lo que sientas es información sobre ti. Todo lo que te encuentres en ese compartir con el otro, independientemente de la otra persona, está dándote información sobre ti.

➤ A nivel emocional te permitirá observar si hay algún apego, ganas de satisfacer al otro, miedo, sentimientos o emociones que quizás en otros momentos pasan desapercibidos, porque no nos concedemos tiempo para sentirnos y explorarnos en la relación con nosotros, frente al otro.

➤ A nivel cotidiano, todo lo que se te mueve aquí está dándote información de tu vida. No creas que esto es solo un momento y ya está. Qué va, de hecho, cuando conscientemente abrimos un espacio con la otra persona para observarnos y autoconocernos, se abre todo un mundo donde puede que observes entrega, vulnerabilidad, confianza, miedos… Cada toma de consciencia que realices te permitirá ser más libre en tu vida cotidiana.

Habitualmente es la excitación la que nos hace dar los pasos; parece que la excitación es la que nos guía, a veces incluso nos posee. Pero ¿no será al revés? No seremos nosotros quienes hemos de sentir esa excitación como algo natural. ¿Has probado a observar en otros momentos que no tienen nada que ver con la sexualidad cómo está tu cuerpo? Aún recuerdo a una mujer que vino a consulta. Ella estaba muy preocupada. Decía que quería que la viera una psicoterapeuta, puesto que tenía miedo de estar dejando de amar a su pareja. Ella iba por la calle y sentía excitación. Su principal problema era que le sucedía cuando veía a hombres o mujeres. Le había sucedido antes con hombres, pero ahora también le sucedía con mujeres, y eso le preocupaba muchísimo. En esas sesiones le pregunté por su sexualidad actual. Llevaba años casada con su pareja y lo amaba muchísimo, sin embargo, apenas tenían tiempo para la sexualidad, eso sí, cuando la tenían le gustaba,

y mucho. Seguimos profundizando y vimos que no era un asunto relacionado con el modo en que hacían el amor o con su sexualidad en general: lo que
le estaba sucediendo es que como mujer cada vez se sentía más desarrollada
y, paralelamente, su sexualidad cada vez estaba más a flor de piel. Ella estaba
despertando a otro nivel y tenía más consciencia de su cuerpo. Cuando tomó
consciencia de eso, pasó de estar asustada a sentirse viva y dueña de su energía sexual, sin focalizarla en nada ni en nadie externo, y ahí se sentía muy
dueña de su propia vida. Paralelamente, la sexualidad en la pareja aumentó
aún más.

Prueba a incluir en tu día a día el sentir tus genitales, tus pechos y tu
vagina o vulva, o si eres hombre, tus testículos y tu pene. Mientras cocinas,
mientras caminas, cuando meditas, cuando te duchas, etc. Comprobarás que
se produce un cambio. Hay personas que cuando comienzan a hacer esto me
cuentan que sienten un cierto «gustito» cuando están en situaciones que les
resultan placenteras. De hecho, durante un tiempo acompañé en sesiones a
un cantante de ópera. Trabajamos su sexualidad y su éxito profesional. Llegó
un momento en el que se conocía tanto que esperaba a sentir qué le decían
sus genitales antes de tomar decisiones. Si sentía un cierto placer, aceptaba
la obra. Si no sentía nada, la rechazaba.

Párate un momento y siente tus genitales. Camina por la calle en conexión con tus genitales. Hacerlo es un acto de conexión contigo. Observa lo
de fuera pero olvídate de lo externo y céntrate en ti. Conecta tus genitales
con tu corazón y camina por la vida con esta consciencia interior.

Abre tu corazón

«No tengas miedo a amar. Es más peligroso un corazón cerrado que un corazón abierto. Abre tu corazón y entrégate a tu capacidad de amar. Hazlo sin esperar nada a cambio. Hazlo por y para ti, para nadie más.»

ISABELLA MAGDALA

Un día estaba trabajando en una sesión con una mujer y ella estaba preocupada, porque tenía miedo de entregarse del todo a un hombre que estaba conociendo. De alguna forma, perder el control asusta, y a ella le asustaba que todo el trabajo que ya llevaba hecho en el sentido de estar con ella, conocerse como mujer y honrarse pudiera perderlo en poco tiempo. En su pregunta me reflejaba el miedo que se le despierta a la mujer, que no es más que el de perderse de sí misma, olvidarse de ella, darse en exceso. Esto es algo cotidiano en cientos de mujeres al día. Estamos programadas para dar en exceso desde el olvido de nosotras mismas, y cuando una mujer se ha trabajado a sí misma y la capacidad de darse desde el equilibrio, es normal que a veces pueda asustarse. Cuando hay emociones por medio, la mujer suele apegarse a ellas (al igual que el hombre). Cuando te sucede eso, te identificas con esas emociones. Sin embargo, tú no eres eso, eres mucho más.

Cuando estás conectada contigo a nivel de los pechos y, a su vez, a nivel de raíz (zona genital: útero-matriz y/o vagina-vulva) únicamente puedes entregarte estando a salvo, porque en el corazón y en los pechos está la nutrición, el amamantar; ahí nos abrimos para recibir. Ahí está la energía del corazón. Posteriormente la vulva se abre cuando está conectada con el corazón, por ello es importante en muchas ocasiones para la mujer comenzar por los pechos en el acto sexual en lugar de por la vagina.

Pero, ¿qué sucede si la mujer solo se vive desde los pechos?

En muchas ocasiones, le falta «tierra», tiene problemas con la materia, le faltan raíces. Pero si te conectas con tu vulva, con tu útero-matriz, con la genitalidad en lo referente a esa zona, irás al mundo como un árbol «sólido», e irás completa. Las polaridades cielo y tierra, espíritu y materia, femenina y masculina están unificadas. Si estás en ti, te será fácil darte cuenta de cuándo necesitas reequilibrarte. Una mujer en conexión consigo tiene la capacidad de discernir cuándo abrirse y cuándo cerrarse, es decir, respeta el estado en el que se encuentra y sabe qué es lo mejor para sí misma en cada momento. Hay coherencia entre el pensar, el sentir y el actuar.

Comparto a continuación una visualización que hice con una mujer que en la práctica obtuvo sensación de enraizamiento, paz y autocontrol. Luego he aplicado esta misma visualización con muchas más mujeres.

«Siente tus pechos, tu corazón, y cuando lleves un tiempo ahí, comienza a sentir tu útero. Visualízate sentada en un bello trono cogiendo las riendas de tu vida.

Sé todo lo que te gustaría ser, permítete ser tan feliz como deseas y visualiza todo eso que deseas como real. Si necesitas saber algo, visualízate sabia, anciana, bruja, chamana, y siente tu matriz en la zona del bajo vientre. Si necesitas paz, déjate recostar ahí. Si necesitas algo, adéntrate en ello. Date cuenta de cómo lo tienes todo.

Intenta llegar desde la sensación, dejando a un lado la mente o el apego. Deja ir cualquier pensamiento y, simplemente, céntrate en la sensación. Siente sanamente todo el poder que habita en ti. Permítete impregnarte de esa sensación sanadora. Visualiza la luz dorada que emana desde ese centro de poder sano, de fuente de gozo, de simplicidad y conexión con el cosmos. Imprégnala en cada una de tus células y permítete irradiar la luz dorada en todas las direcciones.

Disfruta de ti misma volviendo a tu centro cada vez que te salgas de él. Permite que tu momento presente te indique dónde está tu centro en ese momento; quizás en el útero o matriz, quizás en la vulva, quizás en los ovarios, quizás en la vagina o quizás en el periné, o incluso en los pechos.

Siente tu genitalidad conectada con tu centro y con tu corazón.

Siente la irradiación de tu interior. Aquí y ahora.

Sin perder esa conexión, cuando sientas, ve volviendo a tu vida cotidiana e integra ese estado.

Cada vez que sientas que te pierdes, vuelve a tu centro, a ese espacio creado. Una y otra vez. Cada vez que sientas que lo necesitas. Eso es todo lo que tienes que hacer. Volver y volver».

Testimonio de una mujer:

«Conocí a Isabella Magdala en uno de sus seminarios. Mi trabajo profesional me pesaba mucho desde hacía tres años, sin embargo, tras esa formación, dejé el trabajo en dos meses.

Con las sesiones con ella, tomé presencia en la vulva. Emergieron los abusos. Todos aquellos a los que yo me había sometido por mi incapacidad de poner límites. Por mi falta de respeto hacia mí, anteponiendo siempre a los demás por encima de mí. Hubo momentos difíciles, pues no podía tener relaciones con mi pareja, ya que sentía el abuso con él, aunque nada tuviera que ver con el momento presente. Paré mis relaciones, y cuando estuve transformada, al cabo de un mes y medio, preparé un encuentro especial, blanco, puro de jazmín. Y desde ese día que volví a entregarme, como si fuera virgen, y empezamos de nuevo a estar juntos, unidos.

La relación con mi pareja se regeneró; pude recibirle desde un lugar de pureza y entrega absoluta. Pude abrirle mi corazón y reconocerle como pareja sagrada. Ahora le amo sin condiciones y sin barreras.

Una noche me arrodillé ante mi pareja, porque me salió del alma y le hice una reverencia de reconocimiento y se lo dije en palabras. Cuando levanté la cabeza, él estaba llorando. Me había recibido. Nuestra relación fue volviéndose más amorosa. Nuestras relaciones sexuales más sagradas. Empecé a sentir mi pureza, y desde ese lugar empecé a recibirle. Ahora es maravilloso unirme a él físicamente. Disfruto mucho más de las relaciones sexuales. Siento mi libido, mi deseo. Amo mi cuerpo, me gusto, estoy enamorada de mí.

Estoy aprendiendo a confiar en mí, a hacer uso de mis dones y mis recursos. A tomar las riendas de mi vida. A tomar decisiones sobre las relaciones que deseo para mí o las que ya no necesito. A recibir y dar como un acto de amor. A dejar atrás las relaciones de dependencia. A amar en libertad. A poner límites. A escuchar mi deseo y actuar en coherencia. A respetar a mi masculino interno y externo (mi pareja), a darle un espacio en mi vida, a confiar en él. A ofrecerle un lugar para ser, a reconocerlo, a escucharlo, a dejar que ponga dirección y seguirlo. A ocupar mi espacio de mujer, para que él pueda ocupar su lugar de hombre. A hacerme cargo de mi necesidad y de cuidar mi niña interna; me siento tan renacida que a veces ni me acuerdo de cómo era antes. Es como si hubiera vuelto a nacer pero sin cambiar de cuerpo».

Algunas partes de ti que merecen tu atención

Piel

La piel es el órgano más grande de todo nuestro cuerpo. Es nuestro contacto con el mundo y es la capa que nos separa del mismo; es decir, es nuestro límite y nos define en cuanto a lo que se refiere a nuestro «envoltorio», ya que forma parte de nuestro «traje». Es un órgano vital para nuestro cuerpo humano, y está en contacto con otros órganos de nuestro cuerpo.

Podríamos decir que su superficie es aproximadamente de unos dos metros cuadrados en un adulto; y su peso de unos cinco kilogramos. Es un órgano vivo que se regenera, respira, resiste, se flexibiliza, es impermeable. Es una maravilla. También está en conexión con nuestro estado emocional, de hecho, seguro que tienes la experiencia de haberte ruborizado en alguna ocasión cuando has sentido un poco de vergüenza. ¡A mí me ha sucedido muchas veces! O cuando te dicen un piropo.

La piel por un lado nos protege del exterior y, a su vez, nos permite relacionarnos con el mismo a través de uno de nuestros más desarrollados sentidos: el tacto. Cada centímetro cuadrado de piel contiene unos cinco mil receptores sensitivos. ¿Sabes cuánto es eso? ¡Fíjate si tienes capacidad para sentir!

Hombres y mujeres parece que nos hemos olvidado del contacto y vamos por la vida con una cierta carencia en este aspecto. A veces nos hemos metido en el traje de la prisa, del miedo a que el otro realmente nos sienta, a mostrarnos ante esa persona o sencillamente a sentirnos, y nos olvidamos de la importancia del con-tacto. Sí, con-tacto. ¿Te imaginas si nuestros contactos fuesen siempre con-tacto? No existiría espacio para la agresividad. La agresividad no es solo una expresión que viene de fuera o de nosotros hacia fuera. También nosotras somos agresivas con nosotras mismas, y mucho.

Con la comida insana, con las cremas llenas de químicos, cuando nos forzamos a sentir lo que no sentimos, con el mal-trato físico o el no ponernos límites ante cosas que no nos benefician. Pero si de pronto comienzas a ser amable contigo, amorosa, pacífica, conciliadora, vital, suave, respetuosa; la consecuencia es que tienes un trato contigo más agradable y tu con-tacto contigo tendrá otra calidad.

Recuerdo a una mujer que tenía miedo a sentir sus propias sensaciones corporales, porque cuando sentía, creía que estaba activando algo que debía estar acallado. Esa mujer apenas acariciaba ni recibía caricias. Los abrazos eran los habituales que se dan: rápidos y casi sin sentirse. Los besos eran los típicos del saludo y del adiós. El contacto sexual principalmente era genital. Es completamente normal que sintamos sensaciones cuando nos relacionamos. Nuestra piel está viva y siente. Además, es muy probable que cuanto más consciente y pausado sea el contacto, mayor será la profundidad del mismo.

Cuanta más conciencia tengas de ti misma y más conozcas tu propia sexualidad, menos tendrás que preocuparte. Porque tu sexualidad tendrá un espacio propio e integrado en tu vida, y eso permitirá que seas tú quien la domines en lugar de que esas sensaciones te dominen a ti. Pero es normal que si apenas nos permitimos algo, o si lo hacemos casi sin darnos ni cuenta, eso nos llegue incluso a asustar. De hecho, todos hemos escuchado el «estoy a dos velas». Esto se debe más que a no tener sexo, a no mover la energía sexual (que no es lo mismo). Si no mueves la energía sexual y no tienes relaciones sexuales (contigo y/o con otra persona), irás viendo sexo por todos lados, y si no lo ves lo fantasearás o soñarás. Así que la propuesta es que naturalices que sí, que ¡la sexualidad es importante también para ti! ¿Qué puedes hacer? Permitirte sentir y también a nivel corporal. Pon atención ahora mismo a tu cuerpo, a tu piel, y siente distintos puntos de la misma. Recibe información de esas partes de ti. Están ahí trescientos sesenta y cinco días al año, acompañándote. Y tú, ¿cuánto tiempo estás realmente sintiendo tu piel?

En el diccionario de la Real Academia Española, encontramos para definir «contacto» los siguientes significados:

➤ Acción y efecto de tocarse dos o más cosas.
➤ Relación o trato que se establece entre dos o más personas o entidades.

Tacto deriva directamente del vocablo latino *tactus,* y si vamos aún más a la raíz, *tanguere* (tocar, alcanzar), también indica la posibilidad de ejercer una sutil influencia sobre cosas o personas por contacto. ¿Te imaginas tener la consciencia de que influyes en todo lo que tocas y todo lo que te toca ejerce una influencia sobre ti? ¿Consideras que tenemos esa consciencia en el momento de nuestras relaciones sexuales? En caso de que sea que sí, ¿crees que también se tiene los sábados por la noche, en una discoteca bajo la influencia de esa droga llamada alcohol? Estas reflexiones pueden darte la oportunidad de darle una vuelta a tu nivel de consciencia. Es más, incluso si mantienes relaciones conscientes, seguro que podrás abrir aún más espacio a esas nuevas puertas de con-tacto con influencia consciente. Si las relaciones sexuales se mantienen sabiendo que vas a influenciar y van a influenciarte (también a nivel sutil), quizás tengas que encontrar la manera de estar en calma y en una buena disposición para influenciar con lo mejor de ti y recibir lo mejor de la otra persona. Quizás no se podrían mantener esas relaciones sexuales para descargar la tensión (como si de un cubo se tratara), o esas para conseguir el amor de la otra persona (manipulación). Quizás las relaciones sexuales vistas de este modo serían un impulso para tener tu energía lo más alta y positiva posible, para sentirte lo mejor posible y desde ahí compartirte con la otra persona. Quizás las relaciones sexuales vistas de este modo podrían ser el impulso para que te valoraras tanto como para no dejar entrar dentro de ti a cualquiera, o incluso si es la persona que más amas, no de cualquier manera. Quizás el con-tacto real pueda ayudarnos a ser más conscientes de nuestro auténtico potencial.

Ahora te invito a un momento de reflexión para que atiendas a tu piel y a tu modo de relacionarte con el mundo a través del contacto. Siente tu cuerpo, concretamente tu piel, y respóndete a tu manera a las siguientes preguntas:

➤ ¿Cómo son tus muestras de afecto con tu entorno a nivel corporal?
➤ ¿Cómo te relacionas con tu piel diariamente?
➤ ¿Te acaricias habitualmente?
➤ ¿Cómo acaricias a la otra persona? No tiene por qué ser tu pareja si la tuvieras. Pueden ser otras personas.
➤ ¿Cómo son los abrazos? ¿Rápidos y típicos o conscientes y pausados?
➤ ¿Qué grado de sensibilidad sientes cuando estás en contacto con otra persona o contigo misma?

Puedes escribir tus respuestas en el cuaderno de viaje de *Tu vagina habla* o puedes hacerlo a tu manera.

Recuerdo a una mujer que apenas tenía contacto consigo misma, no hablo a nivel sexual. Hablo de contacto. Le comenté que se duchara con las manos en lugar de con la esponja, con la intención de que se tocara a través de sus manos. No ha sido la única mujer a la que le he recomendado eso, y habitualmente viven un proceso de transformación y de acercamiento a sí mismas. Otras mujeres no tienen dificultad para el contacto, pero van con tanta prisa que ni se enteran.

La próxima vez que te des una ducha:

➤ Que sea con el jabón en tus manos.
➤ Que sea con consciencia.
➤ A medida que cae el agua en ti, permite impregnarte de vida. ¡Imagina que el agua es la vida!
➤ A medida que el agua cae desde ti, permite que todo lo que ya no necesitas se vaya.

Manos

Habitualmente las manos forman parte de nosotras y no solemos ser conscientes de su importancia. Nos ayudan a coger las cosas, a soltar, a realizar labores, y a mucho más. No valoramos lo que tenemos en la gran mayoría de las ocasiones. Probablemente si perdiste una mano, si eres masajista, si tienes un familiar a quien le falta esa parte del cuerpo o si te has lesionado en alguna ocasión sabrás que en determinados momentos sí que se le da importancia a esa parte del cuerpo.

Mi abuela materna ha sido muy importante para mí. Ella tenía una particularidad, y es que en su adolescencia se cortó un dedo trabajando. Recuerdo perfectamente su mano con cuatro dedos. Ella no tenía ningún complejo sobre ello. Ella era totalmente funcional. Yo misma, de hecho, ni me di cuenta de ello hasta que cumplí cierta edad. Sin embargo, aún recuerdo lo que supuso para mí darme cuenta. No somos conscientes de lo que tenemos hasta que a veces alguien o alguna circunstancia lo pone frente a nosotros y nos lo muestra, entre otras cosas para que, sin darnos cuenta, reflexionemos.

Pocas veces sentimos la auténtica sensibilidad de esta parte de nuestro cuerpo. Recientemente, mientras realizaba una formación de mi método *Los misterios de lo femenino para hombres y mujeres*® observé que una mujer tenía cuatro dedos. Sentí la cantidad de veces que esa mano había podido ser objeto de desprecio o de infravaloración, y de mi corazón salió el darle un beso. Esa mujer luego vino a darme las gracias, consciente de que su mano ahora merecía recibir amor.

Párate un momento y siente. Pon la atención en tu mano izquierda. Gírala con la palma hacia arriba. Obsérvala. Cierra los ojos. Pon la atención en tu chacra corazón (entre ambos pechos a la altura de la columna vertebral) y siente. Imagina un punto rosado ahí en la zona de tu columna a la altura de ambos pechos. Ese punto va ampliando su frecuencia y va siendo cada vez más intenso. Ve sintiendo como si una suave brisa se acercara conectando tu mano y tu corazón. Esa brisa te trae grandes regalos y hermosas sorpresas que la vida tiene para ti. Ahora realiza lo mismo con la mano derecha. Cierra tus ojos y siente. Cuando has estado un tiempo también con la mano derecha en tu chacra corazón, ve abriendo los brazos hasta llegar a estirarlos. Siente cómo esa energía desde el corazón se va irradiando por ambos brazos y cómo desde las manos irradias ese color rosado. Es como decirle «¡sí!» a la vida.

Pechos

Los pechos femeninos han sido objeto de comparaciones, de deseos basados en tener más cantidad o en tener menos, en ser como aquella y compararlos continuamente, por no hablar del terror que viven algunas mujeres al pensar que se pueden «caer», olvidando que son hermosos sean como sean por el simple hecho de que son tuyos y parte de ti.

Los pechos han sido tomados por parte de la sociedad como un arma de poder, desacreditando por completo el papel vital que tienen. Son puerta de entrada hacia el placer femenino que reside en el corazón, es por ello que están en ese lugar. Son erógenos y no necesitan más que ser sentidos y tocados para expresar su sensibilidad, su placer, su ilimitado poder de generar nutrición también para la mujer. Hay mujeres que pueden llegar a tener un orgasmo a través de los pechos, pero también hay muchas que no tienen sensibilidad alguna en esa zona de su cuerpo.

Los pechos son muy importantes. Cuando están llamando tu atención, sea del modo que sea, te recomiendo que los atiendas, no por miedo, sino porque son realmente agradecidos. Nuestros pechos son fuente de vida, fuente de leche, fuente de gozo, fuente de placer, fuente de consciencia. Irradian la vibración del corazón. Están en ti para ser tocados con amor, con alegría, con reconocimiento, con satisfacción, con plenitud. Tú mejor que nadie comenzarás a sentir lo que necesitan de ti, su expresión, sus necesidades. Si necesitas ayuda, pídela, pero indaga bien hondo dentro de ti, porque normalmente la mujer siempre ha de amarse más a sí misma, ha de perdonarse y perdonar, transformar el rencor en liberación; pero para que eso llegue, será inevitable primero transitar un sinfín de emociones y sensaciones.

Puedes incorporar algo más de consciencia a través de la autoobservación. Tómate un tiempo para ti donde no puedas ser molestada. Ten cerca el cuaderno de viaje de *Tu vagina habla* y hazte las siguientes preguntas. Deja que la respuesta venga a ti. Sin mente.

Ponte las manos en los pechos (con o sin ropa). Siente. Si por casualidad no puedes hacerlo en ese momento físicamente o has tenido alguna operación y no tienes pecho, no te preocupes. Siempre podrás conectarte con ese espacio en ti. Cuando sientas que estás preparada, abre tu corazón y permite que la autoobservación comience sin juicios y sin expectativas:

➤ ¿Te aceptas plenamente?
➤ ¿Te parecen completamente hermosos y nutricios tus pechos?
➤ ¿Qué contacto habitual tienes con ellos?
➤ ¿Cómo es ese contacto?
➤ ¿Qué aflora en ti cuando los miras?, ¿y cuando los tocas?, ¿y cuando los sientes?
➤ Ahora permite que tus pechos te indiquen qué necesitan de ti. Abre el corazón y recibe.

A veces se producen comparaciones sutiles más alejadas de lo real o cotidiano como puede ser con un canon de belleza, un mensaje que recibiste hace años de un ex, un familiar o con una imagen, etc. ¿Qué hacer ante eso? Volver a tu presencia, honrarte, valorarte, aceptarte y darte cuenta de que eres absolutamente maravillosa. Cuanto más encarnes esta realidad, menos competirás, más en paz contigo estarás y más felices estarán tus pechos y toda tu genitalidad.

Con la intención de que reflexionemos, nombremos algunos mitos sobre los pechos:

➤ Siento decepcionarte pero, aunque nos cuenten que los pechos han de estar tan firmes y tersos, que casi no se muevan, y que han de estar perfectos, tendrán tendencia a caerse. No, no se quedan siempre erguidos. Sin embargo, si te los masajeas a diario y le das tu plena así como amorosa atención, probablemente estén mucho más tersos y erguidos. Intenta cambiar la expresión de que las tetas se caen y simplemente acepta que vas a pasar por distintas edades, ciclos hormonales y quizás la lactancia si amamantas, y puede ser que el aspecto sea distinto en una época que en otra. De hecho, puede ser que ya hayas experimentado algunas de estas fases. Tus pechos, tetas, senos, o como desees llamarlos, estarán perfectos siempre.

¿Sabes lo bonito que es cuando le otorgas a tus pechos el permiso de tener su propia historia? Cuando tienen el derecho a estar algo más caídos que hace diez años porque has amamantado, porque ha pasado el tiempo para ti (señal de que estás viva), porque tu peso ha cambiado (al igual que cada año la naturaleza tiene un ritmo y cambia, tú también tienes tus propios ciclos), o por cualquier otra circunstancia. Por no nombrar la fuerza de la gravedad…

➤ No, los pezones no siempre miran hacia la misma dirección. Sí, a veces un pezón mira hacia un lado y a veces otro mira hacia otro. ¡Y no pasa nada! ¡Es más, sucede muchas veces! Para más inri, quizás tengas un pecho algo más grande que otro y… ¡sí, sucede! En ocasiones pueden existir problemas graves y reales, pero en muchas más ocasiones de las que probablemente imagines, los pechos no son iguales.

➤ Sí, a veces las mujeres tienen un pezón invertido (hacia adentro), a veces incluso tienen los dos. A veces es temporal y a veces hay mujeres que lo tienen así muchísimo tiempo e incluso años…

➤ Si no me pongo sujetador se me caen las tetas. No. Es más, te invito a que experimentes el placer de no ponerte el sujetador. Deja tus senos en libertad. Transita lo que se te despierte. Quizás vergüenza si se te notan los pezones, quizás miedo, quizás creencias de que eres una inmoral. Sea lo que sea, transítalo. Libera a tus pechos de esa cárcel diaria y apretada. Siente el contacto de tus pechos con la camiseta y cómo tus pezones toman contacto desde otro espacio con el exterior. Aunque sea unos minutos al día, libéralos.

➤ No, la piel de los pechos no siempre es «perfecta». Sí, a veces vas a tener estrías y eso es bonito también. ¿Bonito? Sí, bonito. Es tu piel y son tus pechos. ¿Hay algo más bonito que eso para ti? Además si te das atención, mimos y cuidados a través de los masajes, tu piel puede estar mucho más nutrida e hidratada.

Cada estría que aparece en tu pecho es señal de una vivencia, tiene un sentido, pues el organismo tiene una sabiduría muy superior a la nuestra por más que nuestra mente crea lo contrario. De hecho, aunque intentemos controlarlo todo, hasta el momento no somos capaces de controlar la cantidad de procesos que tienen lugar en nuestra sangre, arterias… Es decir, siguen su ritmo y nosotras vivimos mientras nuestro cuerpo sabe qué ha de hacer en cada momento para que la vida se siga produciendo en nosotras.

➤ Sí, el tiempo pasa y por más cirugías que te hagas, el tiempo va a seguir pasando. Aunque nos intenten vender la moto y generar un estrés irracional para intentar mantener ese espejismo de perfección, todas y todos, más o menos, antes o después, siento decirlo pero… nos vamos arrugando. Sí, arrugando. Nos pasamos media vida (o más) intentando evitarlo, pero… es así, y llegará un momento en el cual sea inevitable. Eso sí, puedes hacerte todas las cirugías que quieras. No estoy diciendo que esto esté bien y aquello no, cada cual es libre, pero si lo haces, que sea con plena consciencia y con pleno gusto.

➤ Hasta en la piel de las manos se aprecia el paso del tiempo. ¿Eso también se va a pretender controlar, camuflar o evitar? Hay cosas que por más que lo intentemos, no podremos controlar. Si no sale por aquí, saldrá por allí. Así que cuanto antes se asuma y se venere lo que hay, en lugar de seguir como locas intentando ser lo que no somos (consecuencia de esa neurótica exaltación de los ideales basados en las pretensiones de unos pocos), mucho mejor legado dejaremos a las futuras mujeres.

Aún recuerdo a mi abuela en el lecho de muerte. Entró en el hospital por una caída, pero la enviaron a casa, aunque nosotros no considerábamos que estuviera bien. Aceptamos. Luego volvió a entrar, porque el alta no procedía... y ya no salió de allí. Antes de que perdiera el conocimiento me pidió uno de sus últimos deseos. Ese deseo fue que le pintara las uñas. Se las pinté entre sonrisas al sentirme dichosa de estar ahí, con ella, haciendo realidad su deseo, y ese nudo en la garganta de saber que quizás era uno de sus últimos deseos. Sea como fuere, hasta en ese momento aprendí con ella. Una de mis grandes y genuinas maestras. Ella siempre fue coqueta. Una de esas mujeres elegantes que cuando entraba en un sitio, se notaba su presencia. Mientras le pintaba las uñas observaba mis manos y las suyas. Observaba mi piel y la suya. Mi edad y la suya. Siempre fue delgada, pero en el último tiempo lo estaba aún más. Las líneas de la piel y su delgadez mostraban un cierto «pellejo» en sus manos. Ese «pellejo» me encantó. Simbolizaba el paso de los años, las experiencias de vida, la sabiduría de una anciana, la grandeza de la vida, todo lo que ella había vivido y todo lo que sus manos habían vivido también. Mis manos mostraban otro reflejo, una piel más joven, más viva, con menos arrugas, con más brillo. Nos hice una foto al terminar de pintarle las uñas. Fotografié nuestras manos. Amo la fotografía, y en concreto esa foto está grabada en mi corazón y en mi retina. Fue nuestra última fotografía. Ese mensaje no fue solo para mí. Seguro que también lo es para ti. Por eso lo escribo en *Tu vagina habla*, un libro que pretende aportar una nueva visión de la sexualidad femenina dentro de la ya existente. Una mirada más amable de nosotras mismas.

Cuando una mujer me dice que no le gustan sus pechos, bien porque no están bien o en su sitio, porque la piel tiene estrías o argumentos de esa índole, recuerdo ese momento. Hablamos de ellos y si es necesario los vemos. Tantísimas veces sucede, al igual que con la vulva, que cuando les comparto lo que yo observo, estas mujeres comienzan a verse de modo distinto. Creo que pocas mujeres que conozca han amado siempre sus pechos. Amarlos de verdad me refiero. Yo también he rechazado mis pechos. Deseaba tener unos pechos más grandes que los míos. De hecho, recuerdo que cuando era niña, con unos siete años, un día frente al espejo con mi madre me dije mentalmente que no quería tener más pecho que ella. A veces veía rivalidad entre las mujeres por los pechos, tipo que la que tenía menos se enfadara con la que tenía más, y no quería que eso sucediera entre nosotras. En otra época, ya de adolescente, casi me planteé operarme. Ahora veo aquel periodo de mi vida y agradezco no haberlo hecho, porque, en mi caso, e incluso sin saberlo en aquel momento, aquel deseo obedecía a una falta de amor hacia mí. Ahora lo sé, pero en aquel momento no. Creía que así gustaría más o que sería más femenina, y ahora sé que soy femenina tal y como soy, y que quien te ama, ama todo de ti; pero lo más importante: soy yo quien amo mis pechos. Eso ya me hace sentir plena.

RECUERDA:

BASTA CAMBIAR EL ENFOQUE DE TU MIRADA PARA QUE LO QUE OBSERVAS TE MUESTRE ALGO DIFERENTE

Conócete, mujer

*A*hora vamos a emprender un viaje, y ese viaje va a ser a través de nuestra anatomía femenina, porque conocer verdaderamente cómo somos anatómicamente es uno de los mayores privilegios que nos podemos conceder todas las mujeres.

La vulva se compone de:

➤ Monte de Venus
➤ Labios externos
➤ Labios internos
➤ Clítoris (vemos el glande)
➤ Apertura de la uretra
➤ Apertura de la vagina
➤ Himen
➤ Hendidura vulvar

Las mujeres también tenemos los siguientes órganos internos:

➤ Vagina
➤ Útero
➤ Cérvix
➤ Trompas de Falopio
➤ Ovarios

La vulva y su amplitud

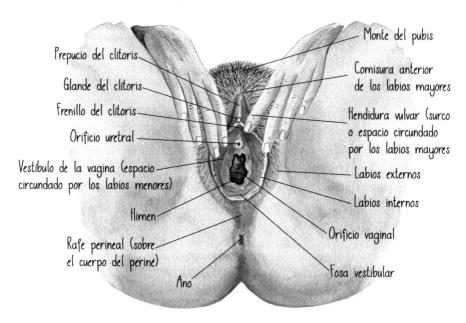

Prepucio del clítoris

Glande del clítoris

Frenillo del clítoris

Orificio uretral

Vestíbulo de la vagina (espacio circundado por los labios menores)

Himen

Rafe perineal (sobre el cuerpo del periné)

Ano

Monte del pubis

Comisura anterior de los labios mayores

Hendidura vulvar (surco o espacio circundado por los labios mayores)

Labios externos

Labios internos

Orificio vaginal

Fosa vestibular

Cuando nos colocamos las manos en el bajo vientre y las movemos un poquito más abajo nos encontraremos con:

EL MONTE DE VENUS. Podemos ubicarlo sobre el hueso púbico, en la zona con vello (su grosor suele ser mayor que el del vello de otras zonas del cuerpo); suele ser esponjosa. Desde el bajo vientre sigue con tus dedos hasta encontrarte con los labios externos. Todo eso es tu monte de Venus, y protege la sínfisis del pubis.

En el monte de Venus existen algunas terminaciones nerviosas y pequeñas ramas vasculares derivadas de las ramas principales que inervan y riegan los genitales externos y el clítoris. Es por eso que cuando sientes placer, puede ser que sientas también esa zona presente, porque interviene de un modo u otro. Así que no pierdas la ocasión para acariciar esa zona y sentir qué te producen esas caricias. Puede ser que tengas vello en esa zona. No te preocupes, si la naturaleza lo hizo así, seguro que tiene un sentido.

Tal y como podrás ver, el monte de Venus tiene un nombre muy particular. Venus es una diosa romana que podría equipararse con la diosa griega Afrodita. Ella era muy importante y aparecía en muchos mitos religiosos romanos. Estaba relacionada con el amor, la belleza y la fertilidad. Se suele representar desnuda y a solas. Se dice que así emergió del mar en su nacimiento. Se dice de ella que era hija de la espuma y se destaca su belleza, así como su amabilidad. En las costas de Chipre la recibieron unas ninfas. Allí por donde ella caminaba, brotaban hierbas y flores. En cada paso que daba, emanaba todo esto y mucho más. Tú también puedes experimentar esa energía de Venus en ti, y tu zona genital te lo recuerda. Puedes percibir esa zona como un trozo de carne lleno de grasa o plano como una tabla, con un vello que a la más mínima tienes que eliminar, o bien puedes sentir que ahí también reside un reflejo de tu propia divinidad. Sí, eres divina. Sí, eres mujer. Sí, estás bendecida. Siempre lo has estado y siempre lo estarás.

Cuando ya hemos visto el monte de Venus y continuamos mirando eso que está por ahí abajo, lo primero que veremos será:

LA VULVA. Es ese espacio que hay entre tu pierna derecha e izquierda. Ese lugar que, si abres tus piernas, se separa y abre paso a unos parajes mucho más internos, profundos y desconocidos. Tu vulva tiene otros componentes de los cuales ahora hablaremos. Pero hemos de aclarar algo: la vulva no es la vagina. La vagina está dentro, no la vemos ni tocamos a simple vista. Para poder verla con detenimiento has de introducir tu dedo o un espéculo.

Si tienes relaciones sexuales con un hombre e introduce su pene, toda esa zona que recorre el pene desde fuera hacia dentro es la vagina. Lo mismo ocurre si tienes relaciones con una mujer o si tú misma te autoexploras: lo que recorre el dedo es tu bendita vagina. La vagina no es lo que habitualmente llamamos vagina. Toda la zona de tu vulva cuando llegas al orgasmo tiene tendencia a perder un poco de sensibilidad durante unos instantes. Es por eso que quizás, cuando has llegado al orgasmo, necesitas parar un momento o recuperarte. Tu vulva es la que te lo está diciendo también. Hay veces que la mujer es o quiere ser multiorgásmica y desea tener un orgasmo tras otro. Si te llega porque lo eres, es una cosa. Si eres tú quien desea buscar esos orgasmos una y otra vez, es otra. Si eres de la que lo busca incesantemente, te invito a que la próxima vez que te suceda, te olvides de buscar ese próximo orgasmo y sencillamente DISFRUTES. Hay muchas veces en las que estamos en el futuro, en la meta, en el llegar, en esto o en aquello y nos olvidamos de que lo verdaderamente importante es el ahora. A su vez, puedes disfrutar muchísimo, como diría Guillermo, del paseo y del paisaje que te ofrece ese paseo. Aunque estemos acostumbradas y acostumbrados a tener la mirada puesta en el llegar a un punto fijo o predeterminado (el orgasmo), recuerda que el paseo y el paisaje también son importantes.

Habitualmente la llamada vagina es la vulva. Si ahora abres tus piernas, te inclinas hasta la altura de tus caderas y giras tu cabeza hacia tu propio cuerpo, la vas a ver completa, incluso si hay vello, ahí está ella. Puedes mirarte desde muchos lugares y formas para conocer aún más esa parte tan importante de ti. Si abres aún más tus piernas o lo haces tú misma con tus manos vas a encontrar:

LOS LABIOS GENITALES. Los labios se componen de dos partes: una más externa y otra más interna.

➤ **LOS LABIOS EXTERNOS** (no labios mayores, sí labios externos). Han sido llamados mayores a modo convencional, pero, como ya sabes, nosotras vamos a llamarlos externos. Realmente se encuentran ahí, en la parte más externa de la vulva. Son como una prolongación de la piel de tus piernas a modo de repliegues membranosos, y descienden desde el monte de Venus. Se componen de tejido graso y, al igual que el resto de la piel del cuerpo, tienen glándulas sebáceas, sudoríparas, tejido adiposo y folículos pilosos. Su piel exterior es sensible al tacto y la presión, al igual que la interior, que es menos pilosa, más fina y sensible, que continua uniéndose con los labios internos. Los labios externos se unen por la parte anterior y posterior formando las comisuras anterior y posterior. Si con el dedo sigues tus piernas y vas acercándote a tu zona genital desde la parte más cercana a la tierra (el suelo), verás como llegas a ellos. Cuando llegues a ellos, siéntelos.

La forma ovalada típica de la vulva en gran medida depende de ellos, porque le dan esa forma. No hay dos mujeres con los mismos labios. Cada una es completamente diferente y lo mejor es que todas somos estupendas; nuestros labios también. Sean como sean. A veces son protuberantes y se ven bien grandes, en otras ocasiones son finos, delgados, delicados y casi pasan desapercibidos. Hay épocas que están un poco más gruesos que otras. En algunas ocasiones llegan a cubrir los internos y solo se ven los labios externos, pueden llegar a cubrir incluso el introito vaginal. En otras ocasiones los internos sobresalen a los externos. A veces están más arrugados y en otras ocasiones más lisos. Bonito, ¿verdad? Es todo un mundo. ¡Todas somos únicas!

➤ **LOS LABIOS INTERNOS** (no labios menores, sí labios internos). Se encuentran en un lugar más interior (por eso se llaman así y para no dar lugar a confusiones no deben llamarse menores. Es más, ¡suelen ser en muchas ocasiones más grandes que los externos!). A diferencia de los externos, no contienen grasa ni folículos pilosos, pero sí glándulas sebáceas y sudoríparas. Así que si con tus manos o con tu dedito separas tus labios externos y vas un poquito más adentro, te los encontrarás. Están rodeando el introito vaginal. En este caso, y a diferencia de los externos, no se cubren de piel corriente y sí de una membrana mucosa que les proporciona hidratación a través de la capa mucosa que los reviste. Este tejido tiene muchas glándulas que producen un aceite, el cual, si lo unimos con los líquidos que llegan a través de los vasos sanguíneos y de la parte interior de la vagina, nos dan esa humedad permanente tanto en los labios internos como en el resto de la vulva.

Los labios internos tienen una forma distinta, y además esta puede cambiar en función de tu propia posición, así como del momento vital en el que te encuentres. No te compares, pues las comparaciones habitualmente no traen buenas consecuencias. Aunque nos vendan unos labios perfectos, entendiendo por perfección que son lisos y uniformes o casi inexistentes, la realidad difiere mucho de ese concepto. De hecho, en este libro vas a poder ver vulvas reales donde se muestran algunos labios genitales reales.

Se componen de tejido eréctil esponjoso, así que mientras tienes una relación sexual, su tendencia será a aumentar de tamaño y color, ya que la sangre se acumula en esa zona; es decir, de un color rosado podrán pasar a un color rojo similar al del vino tinto. ¡Fíjate cómo funcionamos que, si la excitación es muy prolongada, podrán incluso duplicar su tamaño! ¿Será que sentir placer nos expande? ¿Será que nos hacemos grandes cuando permitimos el placer de forma prolongada en nosotras? ¡Bravo!

En la mujer que no ha parido, cubren por completo el introito y protegen la entrada de la vagina y el orificio de la uretra. Tras varios partos, los labios se mantienen separados y permiten ver el introito vaginal.

Si no sabes cómo localizar los labios externos y los internos, este es un detalle y un truco: los externos tienen vello, los internos no tienen vello. Esto te dará una buena pista para que puedas explorarlos, porque muchas mujeres no saben distinguirlos.

La región entre ambos labios es el vestíbulo de la vagina. En su interior encontraremos el himen, el orificio vaginal y el orificio uretral externo.

El orificio vaginal es la apertura de la vagina hacia el exterior, y ocupa la mayor parte del vestíbulo y está bordeada por el himen.

HIMEN. Es una membrana con distintas formas. Es más, al igual que los labios, la vulva y en general todo tu cuerpo, irá cambiando con el paso del tiempo. Los partos también le influyen, de modo que no es lo mismo un himen de una niña o de una mujer que no haya tenido nunca relaciones sexuales que el de mujeres que ya tienen una edad, han parido o han tenido experiencias sexuales con penetración.

El himen está en la abertura vaginal. Es un espacio por el que salen los fluidos vaginales y la menstruación. Es un tabique membranoso que tiene uno o más orificios. Forma un borde que rodea y cierra parcialmente el extremo inferior de la apertura hacia el exterior de la vagina, el orificio vaginal. Algunas mujeres tienen una cierta patología en el himen: himen imperforado. En algunas mujeres el himen es prácticamente inexistente o ha podido desaparecer fruto de una rotura accidental, deportiva y/o manipulativa (autoexploración, tampones, etc.) en la infancia y la adolescencia. Conoce esa parte de ti. La mayoría de las mujeres creen que es solo una piel que diferencia una mujer «virgen» de la que «no lo es» y que una vez roto desaparece.

MEATO URINARIO. Es un muy pequeñito orificio situado entre la abertura vaginal (donde encontrarás la zona del himen) y la parte visible del clítoris. Es la parte inferior de la uretra. En el interior de tu cuerpo se encuentra la vejiga, y por el meato urinario es por donde sale tu orina.

El orificio uretral externo es la apertura de la uretra hacia el exterior.

CLÍTORIS. En el clítoris nos vamos a detener algo más de tiempo.

Clítoris y su majestuosidad

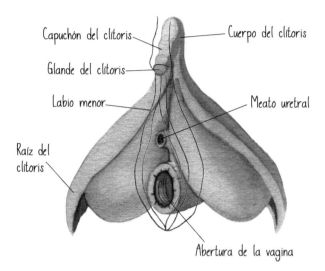

Capuchón del clítoris

Cuerpo del clítoris

Glande del clítoris

Labio menor

Meato uretral

Raíz del clítoris

Abertura de la vagina

Hay un espacio físico que refleja el vórtice del placer; ese lugar está en nuestro cuerpo físico: el clítoris, aunque además de esa parte de nosotras, todas nosotras somos placer si así lo elegimos. Es decir, todo, absolutamente todo tu cuerpo puede ser un vórtice de placer. Tú eres placer. Tú eres una fuente inagotable de placer para contigo misma. El clítoris es un órgano únicamente destinado para el placer. Se encuentra en la vulva. Todas las mamíferas lo tienen. Muchas mujeres creen que el clítoris simplemente es lo que se ve, sin embargo, lo que en la mayoría de las ocasiones se ve, ese maravilloso redondito relleno de terminaciones nerviosas es el glande o la cabeza, y está lleno de sensibilidad. Es por ello que el redondito que ves en tu propia vulva, y que en la ilustración vas a ver como el glande del clítoris, sea lo último a tocar, aunque la tendencia sea hacer justo lo contrario. Solo cuando estés muy excitada y de forma suave, tócalo. Es una sugerencia, pero cambiará por completo el sentir de la relación erótico-sexual. Es un placer que llega a ti, no es un placer que tú persigues, y eso lo cambia todo. Abre el corazón y recibe el placer de la propia vida. Tiene mucho que ofrecerte. Relájate. Goza y disfruta. Permite que todo llegue a ti.

El clítoris tiene unas ocho mil terminaciones nerviosas en su parte interior (el doble de las que tiene el pene), y unas quince mil terminaciones nerviosas más con las que se comunica en su parte pélvica. Esto hace que puedas sentir también estimulación en otras zonas más conectadas con los cuerpos cavernosos, esponjosos, los labios, la uretra, el punto donde se sitúa al punto G en un nivel más interior, el ano. Es por ello que hay mujeres que sienten más a través de la zona cercana al ano, otras sienten más a través de los labios internos, otras sienten más a través de lo más cercano al mismo glande del clítoris y otras en distintos lugares de la vulva o de la vagina.

Si seguimos explorando, la parte más visible del clítoris la encontraremos en la zona de los labios externos más cercana a tu monte de Venus. Ahí se forma la capucha del clítoris, en la comisura de los labios externos. Si bajas directamente con el dedo desde tu ombligo, ingles, hasta tu vulva, encontrarás un punto donde los labios se encuentran; el izquierdo y el derecho. De ahí te hablo. Me gusta más decir capucha, pero suele denominarse capuchón del clítoris. Es una capa de piel que cubre el cuerpo del clítoris. Cada mujer tiene el capuchón y el glande distinto, algunas lo tienen oculto. Hay mujeres que tienen el glande del clítoris más externo y visible, otras que lo tienen más interno y menos visible y otras lo tienen prácticamente escondido. Lo tengas como lo tengas: venéralo. Es precioso tal y como es. No caigas en clasificarlo y aprende de su forma, su color, su tacto (distinto a otras partes de tu zona genital), su textura. ¡Aprende a través de la exploración! En la gran mayoría de los casos: NO PASA NADA. Todo es perfecto y no es necesario que te compares. El clítoris es tan grande y amplio que se extiende con sus brazos por los labios externos, el perineo y rodea el tercio inferior de la vagina. Cuando la mujer está excitada, al igual que el glande del pene, el glande del clítoris se agranda, pero con la diferencia de que mientras que el glande del pene puede tener una función reproductora, el clítoris tiene una función ÚNICA Y EXCLUSIVA: EL PLACER. ¡Fíjate si es inmenso y cuánta inmensidad hay en ti!

Algunas mujeres afirman que tienen limitada la capacidad de estimulación, y por tanto les resulta difícil sentir un orgasmo mediante la fricción de esa zona. Muchas mujeres buscan el orgasmo frotando el clítoris, ya que creen que no pueden llegar al orgasmo de otra manera, sin provocarlo, y eso puede generar un cierto estrés. Dependiendo de la forma del capuchón y las características del glande del clítoris, podrás encontrar distintas formas y tamaños. Pero lo más importante es que te conozcas lo suficiente como para poder vivir el orgasmo sin necesidad de limitarte a la estimulación de esa zona de tu cuerpo. Hay una diferencia entre lograr, ir, alcanzar o llegar al orgasmo a cuando te abres y dejas que el orgasmo te llegue. Es una experiencia completamente diferente, y no tiene nada que ver con esa estimulación. Por tanto, no te preocupes si tienes dificultades para «alcanzar el orgasmo», quizás es toda una gran oportunidad para aprender nuevas formas, como verás en *Tu vagina habla*, de permitir que el orgasmo sea mucho más que un momento y sea mucho más ilimitado que si se pretende concentrarlo en una parte del cuerpo.

El clítoris también tiene un tallo (que no vemos) y va desde el glande hacia un poquito más arriba (dirección monte de Venus). El tallo del clítoris lo puedes sentir si te das una especie de pellizco en esa zona; un dedo estará en la parte izquierda y otro en la parte derecha de esa zona del monte de Venus, justo arriba del capuchón del clítoris. Si sigues con tu dedo los labios externos bordeando todo el contorno, rumbo a la zona de más abajo o ano, te encontrarás con la zona de la horquilla (es la zona que cierra los labios antes del perineo o periné).

En la ilustración «El clítoris y su majestuosidad» tienes la representación de cómo es por fuera (parte izquierda) y cómo es por dentro esa misma zona. Todo lo que ves es parte de ti. Somos mucho más de lo que vemos, y nuestro cuerpo físico es una manifestación de ello.

En la ilustración «Clítoris desde dentro», tienes una visión de otra zona más interior donde se resaltan otro tipo de estructuras. La idea no es que te hagas experta en anatomía (quizás incluso ya lo seas), la idea es que tomes consciencia de que esa zona sí es importante, y mucho. Esa zona tiene muchísimo que ofrecerte, es la base de toda tu columna, ahí recae todo tu peso cuando te sientas. La información es poder y el conocimiento abre puertas, es por ello que se te presenta a nivel visual otra parte de ti que está ahí para ti.

Clítoris desde dentro

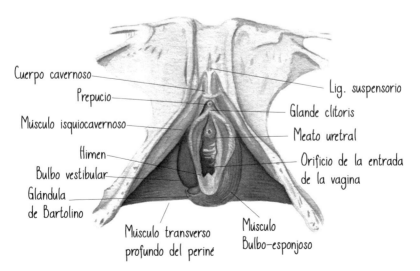

Cuerpo cavernoso
Prepucio
Músculo isquiocavernoso
Himen
Bulbo vestibular
Glándula de Bartolino
Músculo transverso profundo del periné
Músculo Bulbo-esponjoso
Lig. suspensorio
Glande clítoris
Meato uretral
Orificio de la entrada de la vagina

En la obra *De re anatomica* de Colombo (profesor de cirugía en la Universidad de Padua) es donde se nombra por primera vez el clítoris —fue en 1559—, aunque hay indicios no documentados de que ya se conocía con anterioridad. Caspar Bartholin (siglo XVII) decía que ya en el siglo II a.C. se conocía. Si algo me gusta de Colombo es que llama al clítoris «placer de Venus». Se dice que descubrió el «placer de Venus» en el cuerpo de Doña Inés de Torremolinos. ¿Qué pasó si ya en 1559 se conocía el clítoris? Parece ser que el mentor de Colombo, Andreas Vesalius, fue el que consiguió más méritos y en su obra sobre anatomía dejó fuera el clítoris. El clítoris reaparece con fuerza de la mano de George Covel, que realizó ilustraciones muy realistas del mismo y se incluyó en manuales de medicina y anatomía (*Gray's Anatomy*) pero volvió a estar ausente desde 1948 hasta los años sesenta, cuando reapareció con Masters y Johnson.

La científica Helen O'Connell es una uróloga australiana que ha hecho mucho por todas las mujeres (y hombres) al estudiar el clítoris. Ella realizó un estudio por resonancia magnética en mujeres voluntarias. Esto fue en 1998, y a partir de ese momento el conocimiento sobre el clítoris cambió. Hasta entonces, se creía que solo era lo que se veía de modo superficial. Hoy sabemos que es mucho más. Según el artículo «El clítoris, la nueva lección para este curso en los colegios franceses» del periódico *El País* (20 de septiembre de 2016, versión digital), los estudiantes galos dispondrán de una maqueta de este órgano para estudiar en profundidad su funcionamiento. Esto ya es un gran paso, dado que ante el descubrimiento de Helen O'Connell, incluso los libros de texto se han quedado obsoletos. ¡Y es que aún nos queda mucho por descubrir! Pero también es verdad que gracias a buenas investigaciones se va avanzando cada día algo más.

El clítoris es un órgano muy preciado y placentero y que, reitero, solo nos acompaña al género femenino. ¿Será por eso que en determinadas sociedades lo erradican? ¿Será por eso que mutilan a sus poseedoras para mandarles el mensaje subliminal del no placer o la culpa? ¿Será por eso que pocas madres (aunque eso está cambiando en muchos casos) hablan a sus hijas de la importancia que tiene ese pequeño (y tan inmenso) redondito de su cuerpo? ¿Será por eso que nadie nos ha enseñado a honrarlo como merece?

Circuito infinito

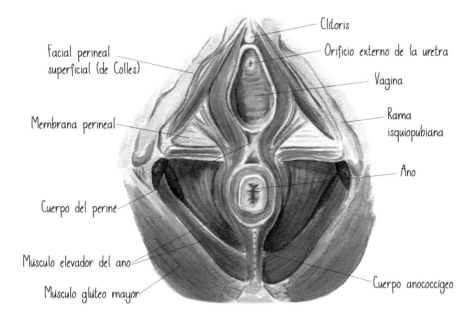

Clítoris

Orificio externo de la uretra

Vagina

Rama isquiopubiana

Ano

Cuerpo anococcígeo

Facial perineal superficial (de Colles)

Membrana perineal

Cuerpo del periné

Músculo elevador del ano

Músculo glúteo mayor

El clítoris (en toda su totalidad, no solo lo que se ve a simple vista) es fuente de gozo, de placer, de inmensidad, de plenitud. El clítoris es fuente de vida, un clítoris sano, confiado, seguro, es el reflejo de una mujer sana, confiada y segura. Por confiado/a no quiero decir que siempre esté diciendo «sí», quiero decir un clítoris y una mujer que confía en ella porque se da un mundo seguro, y como tal, atrae situaciones de ese tipo donde ella es ella misma con sus síes y con sus noes, con sus aperturas y con sus cierres, donde ella fluctúa con su vaivén en armonía y aceptación del amor eterno que reside en su propio cuerpo.

El clítoris sufre mucha presión mediática, ya que toda la atención se dirige hacia el glande y se olvida que hay otras partes de él. El glande se considera el principal punto en la zona genital junto con la propia vagina. El clítoris es maravilloso, pero no pretendas saber tú más que tu propio clítoris y permite que él te enseñe a ti. Hay mucho más, no solo el glande. Muchas mujeres afirman que cuando reciben una buena estimulación (no hablo solo de fricción) en toda la zona de los pechos, de la vulva y vaginal (no solo en el glande) suelen sentirse más satisfechas que cuando la estimulación es directa «en lo que se ve del clítoris». Es como una flor que se abre.

Imagínate una flor. Además de su propio momento dentro de su ciclo de crecimiento, estará más abierta o más cerrada en función del clima, de la luz solar, de si hay viento o no, etc. Hay una gran diferencia entre:

A. Vas a la propia flor para intentar que se abra, porque quieres verla abierta o porque quieres olerla.
B. Vas observando su ciclo y permites que vaya abriéndose a su ritmo.

En el caso A eres tú quien va, y probablemente para olerla tengas que acercarte a ella. En el caso B la fragancia de la flor muy probablemente llegue a ti.

En el caso A fuerzas a la flor a llevar un ritmo distinto al suyo natural. En el caso B, la respetas.

En el caso A la manipulas, vas buscando lo que quieres. En el caso B es ella la que es libre de ser y tú permites que pueda sorprenderte.

Pues bien, esa flor es tu vulva. Sí, tu vulva. Esa flor es la vulva de cada mujer. Sí, nuestra vulva es una flor. Y digo nuestra, porque por mucho que cada una sea individual también hay un principio femenino original que se manifiesta a través de cada mujer. Si la Tierra fuese nuestra madre, todos venimos de ella y volvemos a ella, sería como una gran mujer dadora de vida de la cual todos venimos y a la cual todos volvemos. Sería la gran vulva.

Una de las grandes cosas a tener en cuenta en relación con la vulva y su estimulación es la lubricación. Muchas mujeres permiten que su pareja entre antes de estar lo suficientemente lubricadas. En ese caso, puede doler e incluso hacer daño. Date más tiempo y permite que la flor se abra por sí sola. Permite que ella te muestre su fragancia, su ritmo, su forma, su tiempo. Deja que ella te guíe y no pretendas enseñarle tú lo que ella te ha de enseñar a ti. Ella sabe más que tú aunque creas lo contrario.

Hay mujeres que permiten o recurren a la estimulación directa y casi instantánea del clítoris, hay a quienes incluso les duele o simplemente las irrita ese tipo de estimulación. En ciertas ocasiones, el dolor se relaciona con el placer o se cree normal el hecho de que la relación sexual duela, pero una relación sexual (salvo que así tú lo decidas) no tiene por qué doler.

RECUERDA:

LAS RELACIONES SEXUALES SON PLACENTERAS Y NO TIENEN POR QUÉ
DOLER

El informe Hite

El informe Hite fue llevado a cabo por Shere Hite, una sexóloga alemana que observó que nadie había investigado sobre qué y cómo piensan las mujeres sobre el sexo y cuál era el significado que este tenía para ellas. Recopiló las respuestas de más de tres mil mujeres a doscientas treinta y una preguntas durante cuatro años, y posteriormente escribió *El informe Hite,* donde aparecen los resultados de dicho estudio. Sobre las técnicas protagonistas de la estimulación del clítoris, estos son algunos de los datos sobre las preferencias:

➤ Un 73% afirmaba que era la estimulación de la zona clitórico-vulvar con la mano, descansando el cuerpo boca arriba. Este 73% se distribuía de la siguiente manera:

♦ Un 47% aludía a la estimulación de la zona clitórica.

♦ Un 17% a la estimulación de la zona clitórica con variaciones (estimulación directa del propio clítoris o estimulación clitórica acompañada a veces de penetración en la vagina).

♦ Un 8,8% a la estimulación de la zona clitórico-vulvar.

➤ Un 5% afirmaba que era la estimulación de la zona clitórico-vulvar con la mano, hallándose el cuerpo tendido boca abajo.

➤ Un 4% aludía como preferencia la presión y penetración en la zona clitórico-vulvar contra un objeto blando (a veces incluye también penetración vaginal).

➤ Para el 3% era apretando los músculos rítmicamente.

➤ En un 2% era el masaje con agua en la zona clitórico-vulvar.

➤ Un 1,5% decía que era la penetración vaginal.

➤ En un 11% mujeres era la masturbación en más de una de las formas citadas.

Lo que observo en consulta y en los seminarios coincide con lo expresado en este estudio en un inicio. De hecho no hay cultura de tocarte de otro modo (como veremos más adelante). La fricción es la estrella. No sé si será por la búsqueda de placer instantáneo, por la educación en el porno o por la insensibilidad a la que estamos llegando. El hecho es que buscamos siempre algo más, pero excitarse a través de lo lento o consciente y la intensidad de lo sutil no suele pasar casi ni por la cabeza de las mujeres cuando las conozco. Eso sí, cuando lo prueban suele gustarles, aunque a veces hay que atravesar un cierto período de: «Isabella, no siento nada, ¿es normal? Claro que sí, si llevas toda la vida apretándote en un sitio tu cuerpo llega a acostumbrarse y, o haces lo mismo cada vez con algo más de intensidad o quizás no sientas nada, pero poco a poco el cuerpo va abriéndose a otras posibilidades. Otras mujeres, sin embargo, encuentran rápidamente un remanso de paz que las abre por completo y sienten un placer intenso, profundo, y les hace sentir en el paraíso.

Así que podemos decir que hay un porcentaje altísimo de mujeres que solo llegan al orgasmo si hay contacto con el clítoris. A veces ese contacto es una presión y fricción. No pasa nada, haces bien en desear explorar cada parte de tu cuerpo, pero permite que el orgasmo llegue desde donde tu propio cuerpo te indique. No te obsesiones, simplemente explora. Incluye también otros ritmos. Sé honesta sobre si cuando haces presión o fricción en la zona del clítoris estás conectada al corazón o estás más en el plano mental, y haz lo mismo con la zona vaginal, anal y aquello que sientas que deseas explorar.

Dado que tiene tantas terminaciones nerviosas, es normal que una vez llegado al orgasmo, el clítoris no desee ser tocado, pues hay realmente muchísimas sensaciones en ese momento y espacio de tu cuerpo. También es normal que el clítoris necesite su tiempo para ser tocado, sin embargo, convencionalmente es casi lo primero que se toca, como si fuera un botón para que la mujer se ponga cachonda al instante. Cuando quieras puedes hacerlo, pero prueba a abrirte desde dentro. Eso es el éxtasis personificado. Hay mujeres más sensibles que otras y hay clítoris de muchos tamaños y formas. Sea como sea, tu clítoris seguro que te da información sobre ti. Como ya sabes, si está más hacia fuera o hacia dentro, más o menos expuesto, más o menos visible, el clítoris (como todo en nuestro cuerpo) nos habla. El clítoris aumenta su tamaño durante la excitación, pero también con el propio paso de los años puede aumentar su tamaño. Es posible que cuando estés en tu época menopáusica el tamaño de tu clítoris sea mayor que cuando eras adolescente, y lo mejor es disfrutar de sus formas, tamaños, momentos… sin comparaciones, sin expectativas, sin presiones, con reconocimiento, aceptación, gratitud y felicidad.

Periné

El periné es una zona que, si la tocas, podrás notar que está durita aunque esponjosa, no tanto como el monte de Venus. Está entre la vulva/vagina y el ano. Como toda esa zona está llena de terminaciones nerviosas, puede ser que te guste (y mucho) tocarte suavemente esa zona, como si de caricias o mimos se tratara. ¡Adelante!

En sánscrito existe el *Yonisthana* (el lugar del «*yoni*») el cual se ubica en esa zona. Se dice que es un centro de energía sutil donde Shakti (la diosa) y Shiva (el dios) se unen.

Prueba a sentir esa zona desde un modo más superficial con tus dedos y a un nivel más amplio a través de tu atención.

EJERCICIO

Si te apetece, te propongo que realicemos esta visualización:

Cierra los ojos. Pon la punta de la lengua en tu paladar, entre las dos paletas. Pon tu atención en tu corazón (chakra) y desde ahí ve bajando hasta tu útero, vagina y vulva. Mientras recorres esa zona, ve explorando todas las sensaciones que se te despiertan. Imagina como si tuvieses una lupa interior y ve visualizando todas las estructuras distintas que se te presentan, los órganos, las formas tanto a nivel anatómico (tienes las distintas ilustraciones) como a nivel sensorial y energético. Siente.

Específicamente, cuando estés en la vulva, siente los labios internos y externos. Siente cómo van abriendo sus alas hasta llegar a tu periné. Ahí siente su textura, su color, su aroma (puedes visualizarlo) y permite que se vaya abriendo algo nuevo dentro de ti. Permanece ahí por un tiempo y ve sintiendo cómo aflora algo nuevo de ti como mujer.

Una vez que sientas algo nuevo en ti, comienza a imaginar y conectar con todas las mujeres de tu linaje que te han precedido, tanto por parte de madre como de padre. A medida que vas conectando con ellas, ve sintiendo más la base de tu cuerpo, tu periné. Simbólicamente pon tus manos en forma de vasija donde albergas eso nuevo que está emanando de ti como mujer. Permite que vaya tomando más y más forma hasta que lo sientas real en ti. Si la mente interviene, tranquila, continúa y vuelve al periné una y otra vez. Una vez que sientes eso nuevo en todo tu ser, ve abriendo la puerta de la bondad en tu corazón.

Visualiza una puerta. Es hermosa. Es grande. Es maravillosa. A medida que esa puerta se abre, una gran luz llega a ti a través de ella. Con esa luz llegan una a una todas tus ancestras.

A medida que visualizas a tus ancestras, simbólicamente, comparte eso que está entre tus manos, en esa vasija, con ellas, con cada una. Ve sintiendo cómo al recibir ellas sienten algo nuevo, pero además de ellas, tú también. Siente cómo esa nueva cualidad femenina va impregnándose con más intensidad cuanto más la compartes con cada una de ellas.

Una vez que sientas que han recibido todas (y tú también al ir compartiendo has ido acrecentando esa nueva cualidad), visualízalas a todas a tu alrededor brillando en pura luz, con una vasija en sus manos, siendo parte de un nuevo femenino en todas, también en ti. Siente tu periné vibrante.

Ahora, comienzan entre ellas a compartir esa nueva cualidad que a modo simbólico está en la vasija de cada una. Todas comienzan a compartir con todas, sean o no del linaje. Al tocar con sus manos la vasija, cada una impregna con sus propias experiencias esa cualidad femenina aumentando aún más la potencialidad de la misma.

Visualiza cómo llegan más y más mujeres y todo va expandiéndose cada vez más. Esa expansión va llegando incluso a sus familias, ciudades, pueblos y regiones… Y de pronto los hombres también comienzan a sentir que esa cualidad llama su atención y sienten algo nuevo en su corazón.

Ahora visualiza a todos los hombres de tu familia y todos los hombres que has conocido en tus años de vida con una llama encendida en su corazón. Simbólicamente es el reflejo de lo que el contenido de esa vasija les despertó.

Siente de nuevo tu periné. Siente su presencia. Quédate ahí el tiempo que te apetezca, y sencillamente visualiza en alegría a todas esas personas que ahí han aparecido.

Expande. Expande. Expande. Sostén. Sostén. Sostén. Danza y juega con las sensaciones, emociones y sentires que se te despierten.

Cuando lo sientas, agradece la experiencia, y especialmente a tu periné por estar ahí, siempre contigo abrazando la vida.

Glándulas

De bartolino

Se abren más o menos en la parte media del surco que separa los labios internos del himen. Están situadas debajo de la vulva. Segregan un líquido el cual tiene la función de lubricar durante la relación sexual.

De skene

Las glándulas de Skene, también llamadas glándulas parauretrales —consideradas similares al tejido prostático masculino en base a la composición de sus secreciones— están situadas en la pared anterior de la vagina, alrededor del extremo inferior por la parte anterior de la uretra, que desemboca en el vestíbulo. Se cree que guardan relación con la llamada eyaculación femenina. Algunas mujeres refieren que la estimulación de esta zona incrementa la sensación placentera, por lo que puestos a buscar puntos «especiales» de estimulación, se le ha llamado Punto U.

Caminando hacia el interior. Perfección interior

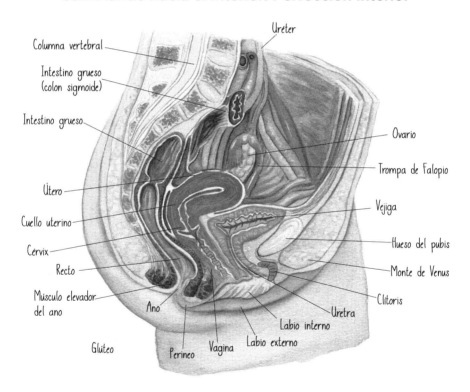

Ahora vamos a ir adentrándonos en esos parajes que habitualmente son desconocidos para nosotras mismas, las mujeres. Todas esas zonas están ahí disponibles para ti de un modo continuo, directo e incondicional. Están deseando proporcionarte sabiduría, comprensión y mucho bienestar.

En primer lugar, observa la ilustración «Perfección interior». Con ella pretendo que puedas sentir todo lo que hay en tu interior. No lo vemos ni observamos habitualmente, sin embargo, todo eso existe dentro de ti. Pregúntate si:

➤ ¿Te has dado cuenta de lo perfecto que es el cuerpo humano? Es decir, tu propio cuerpo.

➤ Cada órgano se encuentra en la posición correcta y perfecta.

➤ ¿Has observado cómo hay mucho más dentro de ti de lo que a simple vista eres consciente?

Así también es nuestra vida. Un reflejo de nuestra relación y consciencia de nuestro cuerpo. Nuestro cuerpo es nuestro universo. El día en que nuestro cuerpo deje de funcionar, nosotros también lo haremos. El día en que nuestro cuerpo desaparezca, nosotros también desapareceremos. ¿Cómo? No lo sabemos. Eso sigue siendo un misterio. Pero lo que sí sabemos es que la vida sucede aquí y ahora. Que el cuerpo se ha puesto a nuestra disposición para que hagamos un buen uso de él y que es nuestra responsabilidad darle el valor que merece. Aquello que hagas con tu cuerpo, lo estás haciendo contigo. Ni más, ni menos.

¿Te ha comentado alguna persona algo positivo de tu cuerpo físico que no habías apreciado hasta que le diste valor a eso que esa persona te dijo? Eso mismo sucede con todos tus órganos genitales. Están ahí completamente para ti. Deseando que los veas como merecen y mereces. Con respeto, cariño, conexión, amor, entrega, reconocimiento, valoración y humildad. Sí, humildad, porque ellos saben más que nuestra mente, y a veces los infravaloramos. Ellos tienen la capacidad de darnos pistas, indicarnos el camino, ayudarnos a abrir nuestro corazón y reconocer nuestra inmensidad. No, no lo sabemos todo. Sí, pero si prestamos atención, ellos pueden ayudarnos.

Si vas introduciendo tus deditos en el orificio vaginal vas a encontrar esa maravilla llamada vagina y, sí, tu vagina habla. ¿Quieres conocerla? Hazlo con mucho amor, hidratación, tacto y suavidad.

Vagina

Es un conducto tubular y fibromuscular que va desde el útero a la vulva. En ocasiones puede tener de siete a doce centímetros de longitud, aunque varía en cada mujer. Está recubierta por una membrana mucosa que se extiende desde el exterior del cuerpo al cuello uterino. La vagina es un receptáculo, recibe, aun cuando en su estado habitual sus paredes están juntas. Es lo que se llama un «espacio virtual» que se abre y dilata cuando es preciso. Es el canal del parto, es la vía por donde sale el flujo menstrual, es por donde penetra el hombre con el pene, donde se introduce la copa menstrual, el tampón, el espéculo o el dedo. Se encuentra entre la vejiga y el recto. Se compone de varias capas:

➤ **La mucosa:** está en contacto con el útero, y desde el punto de vista histológico se compone de un epitelio pavimentoso plano estratificado y de tejido conectivo laxo que se dispone formando pliegues transversales llamados pliegues de la vagina. La mucosa vaginal contiene grandes reservas de glucógeno, que produce ácidos orgánicos al descomponerse por efecto de los bacilos de Döderlein, una clase de bacteria benigna necesaria para el equilibrio de la flora vaginal. El ambiente ácido resultante retarda el crecimiento de otras bacterias agresoras, pero también puede ser nocivo para los espermatozoides.

➤ **Capa muscular:** está formada por una capa circular externa y una capa longitudinal interna de músculo liso que puede alongarse considerablemente para adaptarse al tamaño del pene durante las relaciones sexuales.

➤ **Adventicia:** está formada por tejido conectivo laxo, y fija la vagina a los órganos adyacentes como la uretra y la vejiga urinaria hacia delante, y el recto y el canal anal hacia atrás.

La vagina es el canal que conecta lo externo con lo interno. La materia (lo que está en el mundo terrenal) con el espacio de la creación (el útero). La vagina recibe y sostiene.

Todo lo relacionado con la genitalidad femenina es extremadamente sensible, especialmente la vagina. La vagina es ese canal que contiene un sinfín de misterios y revelaciones. La vagina es como el túnel que te lleva a una gran luz, pero has de recorrerlo para alcanzar esa luz. Esa sería la luz del útero. La vulva es ese paisaje espectacular que tiene una forma específica para cada mujer. Es irrepetible. Es única. Es infinita. Es la puerta al gran misterio, a la cavidad interior, la gruta de lo infinito, de la vida, de la totalidad. La cérvix es ese espacio tan similar a la cabeza del pene, al glande. Y aunque no hablo de anatomía… ¡cuánto hay de semejanza entre la cérvix y el glande! ¿Y no será que hombres y mujeres somos más bien iguales aunque a su vez también seamos distintos? Y es que al igual que nuestras diferencias nos engrandecen, también tenemos mucho en común, quizás más de lo que imaginamos.

En la ilustración «El espacio de la creación» vas a ver un punto llamado cérvix. Hay muchas mujeres y adolescentes que me preguntan si al introducir algo en su vagina esto pudiera llegar desaparecer, y la respuesta es que cuando introduces en tu vagina un tampón, una copa menstrual, el pene, el dedo o lo que consideres, no puede ir más adentro, puesto que la cérvix es el punto donde ya comienza el útero y, aunque sí pueden pasar los espermatozoides, es como si fuera un tope. Por lo tanto, quédate tranquila que no pasará ni la copa, ni el tampón ni nada.

Es muy importante tomar consciencia de cómo al tener relaciones sexuales convencionales donde hay un «mete-saca» normalmente la cérvix es golpeada por el glande del pene. No es un movimiento muy delicado, de hecho, a veces es incluso agresivo. Mira a tu alrededor, ¿observas una sociedad pacífica o agresiva? Yo la observo principalmente agresiva. ¿Y si cambiamos el modo de relacionarnos al hacer el amor? Para encontrar y ofrecer otras posibilidades, entre otras cosas, llevo años formándome con Diana Richardson en sexualidad consciente para parejas. A día de hoy soy profesora acreditada por ella para poder facilitar su retiro para parejas *Making Love Retreat*® donde las parejas aprenden una relación y contacto consigo mismos diferente, más conectado con el corazón. Ella, además de ser pionera en su campo, lleva mas de 25 años desarrollando este trabajo junto a su pareja.

El «mete-saca» tradicional hace que la gran mayoría de las mujeres hayan sentido o experimentado dolor durante sus relaciones sexuales. Este dolor se debe, entre otras muchas cosas, a que en ese momento la cérvix desea sensibilidad, desea otro ritmo y mucha más presencia cálida de su compañero sexual o de la propia mujer. Desea tranquilidad y contacto a otro nivel más sutil, más suave. Hablo en general de relaciones heterosexuales tradicionales, pero puedes extrapolarlo a la relación que consideres. Si en ese momento cambiáis el ritmo de la relación sexual y el glande y la cérvix se sienten, todo cambiará muy rápidamente. La mujer sentirá un gran alivio y una gran conexión, además de transformación e incluso una cierta transformación sexual. A su vez el hombre abrirá el corazón y podrá experimentar un nuevo concepto o paradigma que se verá reflejado en muchos aspectos de su vida, más allá de lo sexual. No estoy diciendo que esté ni a favor ni en contra del «mete-saca», puedes hacer lo que quieras y sientas, pero sí estoy reiterando que cuando se produce ese dolor, el cuerpo humano está indicando dolor y eso, a mi entender, es innecesario (aunque es una elección).

Una relación sexual puede ser gozada desde el placer, no desde el dolor, y en caso de que el dolor aparezca puede realizarse una alquimia con él para transformarlo en placer. La relación sexual tiene un amplio contenido transformador si ambas personas lo permiten. La transformación no se produce ignorando el dolor o siguiendo en la relación sexual como si no sucediera nada. La transformación se produce con consciencia, integrando ese dolor, atendiéndolo para así transformarlo desde el amor en algo mejor. Probablemente (o no) tras esa transformación llegue el placer, la plenitud, la apertura y el agradecimiento, pues ante esta transformación ambas energías, hombre y mujer, se habrán transformado y evolucionado.

El ano está fuera de la vulva, pero, sin embargo, para algunas mujeres el ano es parte importante de su erótica y vida sexual, siendo a veces una parte más sensible que la zona de la vulva. Hay mujeres que sienten gran placer en la zona anal, al contrario de otras, que sienten un gran dolor. Recuerda que debes respetarte y no forzarte, tanto si sientes como si no sientes. Todo es perfecto, también lo que te gusta y lo que no.

El espacio de la creación

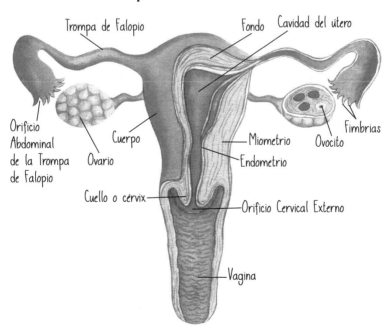

Útero

Está situado entre la vejiga y el recto. Tiene una forma piriforme, lo cual significa que tiene forma de pera invertida. Sus paredes son musculosas y gruesas, las cuales tienen una cavidad que está cubierta por una capa mucosa muy rica en vasos sanguíneos: es el endometrio.

Aunque es una generalización, se considera que el útero de una mujer que no haya estado nunca embarazada tiene una medida aproximada de 7 cm de largo, 5 cm de ancho y 2,5 cm de grosor.

Cuando la mujer está embarazada, el tamaño del útero aumenta. Tras la menstruación el útero reduce su tamaño. Por una parte está el cuerpo del útero, que es la parte ancha y superior, y por otra el cuello o la cérvix, que es la parte estrecha e inferior. La o el cérvix comunica el útero con la vagina. Si te fijas, verás que el útero tiene forma de cáliz. Ahí es donde se implanta el óvulo fecundado, se gesta y se anida el embarazo. Cuando no se ha fecundado ningún óvulo, es el lugar donde se produce y desarrolla el ciclo menstrual. Delante pero debajo del útero está la vejiga, y detrás está el recto. El útero forma parte del camino que siguen los espermatozoides depositados en la vagina en su camino hacia las trompas uterinas, donde serán fecundados los óvulos.

El útero tiene una parte superior llamada fondo, una parte media llamada cuerpo (cavidad uterina) y una parte inferior llamada cérvix o cuello del útero. La porción interior del cuello se llama conducto del cuello uterino o canal cervical. El canal cervical se abre a la cavidad uterina por el orificio interno y a la vagina por el orificio externo. Las células secretoras de la mucosa del cuello cervical producen una especie de fluido llamado moco cervical. Esto es una mezcla de agua, glucoproteínas, lípidos, encimas y sales inorgánicas. Durante sus años fértiles (entendiendo la fertilidad relacionada con la reproducción, pues una mujer siempre es fértil, ya que siempre tiene la capacidad de generar y producir, según, eso sí, las etapas y momentos) las mujeres secretan de veinte a sesenta mililitros de moco cervical por día. El moco cervical es más apto para los espermatozoides durante el tiempo de ovulación o su cercanía, debido a que es menos viscoso y más alcalino. Durante el resto del periodo, un moco viscoso forma un tapón cervical que impide físicamente el paso de los espermatozoides. Entre el cuerpo del útero y el cuello se encuentra el istmo, una región estrecha de un centímetro de largo aproximadamente.

En el útero reside a nivel simbólico el fuego interior capaz de quemar todo lo que ya no necesitas, transformarlo en algo más rico o nutricio para ti y generar lo nuevo. También ahí tienes el potencial del impulso de vida que crea lo nuevo. El cáliz sagrado donde reside la fuente inagotable de la sabiduría y el conocimiento. El receptáculo que recibe eso que llega a través de la vagina. Es donde se gesta y es donde se cuece eso que después, y con ayuda en muchos casos de la vagina, volverá al mundo completamente distinto a como se inició. De la semilla (real o simbólica) nacerá una gran creación. Para ello han de intervenir distintas estructuras, personajes y se ha de dar (y respetar) un proceso natural. En tu vientre no solo se gestan hijos. Quizás nunca los tengas. Eres igualmente mujer. Eres igualmente madre. Eres igualmente dadora de vida. En tu vientre también residen todos tus proyectos, todas tus creaciones, todos tus sueños. ¿Deseas sembrarlos, gestarlos y parirlos? ¡A por la vida!

Ovarios

Son dos glándulas sexuales femeninas que tienen la forma de una almendra o algo más circular. Las encontrarás a cada lado del útero. Son homólogas a los testículos, pero en nuestro caso están situadas por debajo y a cada lado del ombligo. Su superficie es de color blanco grisáceo. Los medios que lo fijan a su posición son los ligamentos anchos del útero que se unen al ovario por el pliegue de capa doble que es el mesovario, el ligamento propio del ovario que fija los ovarios al útero, el ligamento suspensorio que lo fija a la pared pelviana. Cada ovario tiene un hilio: punto de entrada y salida para vasos y nervios. Respecto a la histología del ovario, cada uno puede dividirse en distintas partes.

Los ovarios merecen tu atención, amor y presencia. Tus ovarios merecen que de vez en cuando les envíes un saludo y les digas: «¡Hola! Te veo y te reconozco. Gracias por estar ahí». Fíjate con lo pequeñitos que parecen, el potencial tan grande que tienen. ¿Serán un reflejo de la persona en la que se encuentran? Yo diría que sí. ¿Y qué sucede si ya no están? No pasa nada, porque ese espacio energético siempre estará. Es como el útero. Ahora bien, todas las partes de ti, sean el útero, los ovarios o todo lo que está en ti y pueda ser conservado, en la medida de tus posibilidades, seguro que será como mínimo una opción muy valiosa a tener en cuenta.

Trompas de falopio

Se llaman así por el anatomista italiano Gabrielle Falloppio (1523-1562). Conectan la cavidad uterina con la pelviana. Son dos trompas, situadas a cada lado del útero, y llegan hasta el ovario a través de las fimbrias. Gracias a las trompas, el óvulo se desplaza desde el ovario hasta el útero. Son la vía de transporte de los ovocitos y los óvulos fertilizados desde los ovarios.

Las trompas de Falopio tienen una función muy importante, además de la anatómica y funcional. En ellas se sostienen las semillas; amorosamente van permitiendo que la vida se geste o que se deseche lo que no necesitamos. Ellas apoyan el proceso de la vida (sea cual sea) y sostienen. No intervienen; sostienen. Son como un gran receptáculo observador que hace lo que hay que hacer, sin juicios. La vida se da (en cualquiera de sus formas) en ellas. Ellas observan. Son muy importantes y es hermoso que las reconozcas. Sus cualidades están en ti.

El espejo del amor

Según los datos obtenidos en la investigación que llevé a cabo junto con Carlos de la Cruz y Adolfo Sánchez Burón en la Universidad Camilo José Cela, las mujeres españolas afirmaban que se observan la vulva esporádicamente.

➤ El 26% la observa una vez cada varios meses o nunca.
➤ El 22% una vez al mes aproximadamente.
➤ El 21% una vez cada dos semanas.
➤ Un 23% una o más veces semanalmente.
➤ El 8% a diario.

Hasta la fecha de marzo del 2018, no había encontrado la existencia de ninguna investigación sobre la frecuencia o el motivo por el que la mujer observa su vulva, y yo tenía una necesidad imperiosa de investigar científicamente sobre el asunto, así como sobre sus repercusiones en la salud emocional de la mujer. Llevo años investigando, pero de otro modo, sin embargo, el estudio científico requiere un rigor y unas cualidades bien diferentes a cualquier otro tipo de estudios. No lo sabía hasta que comencé a investigar a nivel científico. Ahí todo mi mundo cambió. De hecho, pretendía realizar otra investigación, pero cuando comencé a indagar, no encontré nada realizado hasta la fecha, no solo respecto a lo comentado anteriormente, tampoco existía ningún cuestionario validado para la población española que midiera la percepción genital femenina. Así que, como me atañía directamente por mis estudios, al igual que analizar las consecuencias y repercusiones de dicha observación en la vida de la mujer, me decidí a readaptar el plan y comenzar la casa por los cimientos, aunque eso me llevara a hacer lo último que imaginaba hacer y a tener alguna que otra crisis existencial.

Estudiar a nivel científico no es fácil, porque implica, además de mucha dedicación para hacer las cosas bien, disciplina y constancia. Sin embargo, el alcance que tienen este tipo de investigaciones merece todo el camino que hay que transitar. Si la ciencia tiene tanto alcance, entre otras cosas es porque hay mucho trabajo detrás. Hasta que no lo he vivido, no lo he podido apreciar.

La comunidad científica a día de hoy está muy receptiva y tiene muchas ganas de seguir aportando investigaciones de calidad. La sexualidad femenina necesita una revisión continua para poder seguir avanzando, pero, para ello, hacen falta investigaciones. Es por ello que te animo a que participes en investigaciones, sea a nivel de participante o sea investigando científicamente. Como investigadora te pido que, si puedes y quieres, participes en mis investigaciones y además lo compartas con todas las mujeres que puedas para que también participen. En esta investigación participaron más de mil mujeres en tan solo dos meses y medio. Sin ellas estos datos no serían posibles, y aún no se sabría nada sobre la frecuencia con la que la mujer observa su vulva. Gracias a esos datos hoy podemos tener alguna pista sobre los motivos y la frecuencia con la que la mujer observa su vulva, y ya hay un camino iniciado.

En la ciencia, los datos son fundamentales, porque son la base objetiva de las conclusiones. Y sin respuestas no hay datos. La ciencia, y en concreto la investigación, tiene una función social muy importante. Deseo hacer muchas investigaciones científicas que puedan aportar datos nuevos, y deseo publicar los hallazgos para que toda mujer (y hombre) pueda tener algo más de información, pero para ello además de ganas de investigar haces falta TÚ. Si quieres ayudar al avance de la sexualidad femenina a través de tus respuestas en las investigaciones que realizo, ¡contacta conmigo!

Observarse la vulva… ¿Qué es eso de observarse la vulva? ¿Será eso de pasar el papel higiénico y mirar un momento? ¿Será el momento en el que estás haciéndote la cera y te das cuenta de que ahí está tu vulva? Es obvio que los hombres se ven el pene cada vez que van al aseo, pero incluso así, ¿se observan realmente? No creamos que somos las únicas, no. Entonces, eso de observarse… ¿Será pararse un rato a mirarse al igual que te observas las manos cuando te las estás lavando?

¿Qué es para ti observarse la vulva? Eso es lo importante. Además, pregúntate realmente cuántas veces te observas la vulva y qué te lleva a ello.

Si sumamos porcentajes, un 92% de mujeres no se observa la vulva a diario. No hablamos de una cifra pequeña, no. Y yo me pregunto, ¿cómo van a hacerlo si nadie se lo ha enseñado? No tenemos cultura de ello. Algunas mujeres sí lo hacen, y ahora conoceremos más detalles del motivo, pero pocas son las curiosas que se atreven a incluir su vulva y su vagina en su vida. Es decir, la vulva, la vagina, lo interior suele pasar desapercibido hasta que alguien te habla de ello de un modo en que merece, te ofrece recursos o te llega un libro como *Tu vagina habla*. Es entonces cuando, de pronto, comienzas a darle un lugar y un espacio que quizás antes ni te hubieses planteado. Pero lo más importante es cuando una mujer ya tiene el conocimiento, pues puede ayudar a que otras mujeres también lo tengan y, de este modo, todas sumamos y evolucionamos.

Hay mujeres que me escriben diciéndome que con el simple hecho de rellenar el formulario (y me ha pasado en más de una investigación) reflexionan y se plantean cosas que antes ni se habían cuestionado. Es decir, el hecho de preguntarse a sí mismas algo para posteriormente contestar les hace darse cuenta de cosas que habitualmente pasan desapercibidas. Ahora bien, ante la dificultad que nos encontramos las mujeres, no queremos para las que están por llegar al mundo o que están ya en él como niñas y adolescentes las mismas dificultades que hemos tenido, ¿verdad? Siempre se puede aportar algo más, ¿no es cierto? Es por ello que tú, además de respuestas a los cuestionarios, tienes mucho que aportar. Se trata de que toda mujer conozca su vulva, conozca que observarse la vulva no es pecado, no es inmoral y no es malo. Todo lo contrario, es maravilloso. Cuanto más te conoces, mejor te va todo, porque tienes muchos más recursos, consciencia y en general recursos para la vida cotidiana. Seguro que tienes madres, amigas, hermanas, vecinas, sobrinas, alumnas… Y una vez más te digo: COMPARTE. Háblales de tus experiencias. Cuéntales tus primeras sensaciones sobre tu vulva. Cuéntales si te gustaba o no, si te era fácil observarla o no. Los hombres también han de saberlo y, de hecho, muchos de ellos tienen una visión completamente sana de la vulva femenina, alejada de los estereotipos. Cuando compartas o proporciones información, no lo hagas de un modo superficial. Yo no hablo de eso. Desde hace años observo, y es por ello que estoy investigándolo a nivel científico, que hay una conexión entre genitalidad y emociones, así que intenta conectar realmente con la emoción que te genera tu vulva, así como todas las distintas partes de las que hablamos en *Tu vagina habla,* y desde ahí, comparte. Lo superficial está quedándose obsoleto. Se trata de darle la connotación que realmente merece a esa parte de ti. La vulva femenina ha sido muy castigada (y lo es) en la historia de la humanidad. Solo podrá resignificarse gracias a mujeres y hombres como tú, reescribiendo una nueva historia, y eso se hace en lo cotidiano. La información es importante, porque amplía las posibilidades de la mente. Regala este libro u otros recursos que consideres, pues lo importante es que la información llegue y que lo raro sea que las mujeres no conozcan esa parte de ellas, y repito, no hablo simplemente de que se conozca a nivel anatómico (que eso ya sería un gran paso). Hablo de que toda mujer tiene la oportunidad de saber que hay una conexión que va más allá de lo meramente físico y anatómico con otras partes de ella misma, que su genitalidad femenina es importante (además de toda ella) y que su sexualidad es una puerta de autocrecimiento constante que merece su respeto más que de nadie (que también de todos).

¿Te imaginas un mundo en el que toda mujer conociera toda su zona anatómica y observara su vulva a diario como lo hace cuando se observa en el espejo todos los días? Bueno, hemos de reconocer que hay muchas formas de observarse en el espejo. No sé en tu caso, pero yo me he pasado más de treinta años buscándome defectos —aunque me gustara lo que veía—, cuando me miraba al espejo. Hoy todos sabemos del poder de la mente, de las creencias y de cómo determinan lo que nos sucederá. En psicología existe la «profecía autocumplida», es decir, lo que crees es lo que creas. Cuando crees algo con mucha firmeza, acaba cumpliéndose. Pues bien, incluso cuando ya creía que me miraba al espejo amándome mucho (que lo hacía) me seguía observando en un plano sutil que tenía un radar detector de «imperfecciones». Si eso lo hacemos con la cara o a nivel general… ¿Qué no haremos con la vulva? No tenemos ni idea de nuestra vulva, pero, ¿y de las de las demás? Pues yo diría que menos aún.

Un día comencé a observarme mi vulva. Nadie me había hablado de ella y necesitaba conocerme. Busqué recursos. Me di cuenta de que no veía vulvas reales por ningún lado. Fue en la pornografía donde las encontré, pero, ¿eran naturales? Los libros de texto tampoco me ayudaban en exceso, siempre eran vulvas con los mismos labios y sin vello. En el porno sí encontré algo más de diversidad, pero también mucho estandarizado, y lo diverso más que real en ocasiones parecía que pretendía llamar más la atención hacia lo excesivamente diverso que otra cosa. En definitiva, no me creía que lo que veía fuese lo habitual, me parecía más bien todo muy seleccionado. Comencé a indagar y vi que había muchísimas alteraciones en muchas de esas vulvas. La mayoría se ajustaban a unos cánones, evocaban algo concreto y normalmente mostraban tendencia a la depilación genital, eran jóvenes, estrambóticas y sin labios internos muy visibles. ¿Sería eso verdad? Aún me preguntaba. Pues la verdad es que no lo sabía, porque no había visto ninguna y ya tenía casi treinta años.

Fui a distintos cursos, y en algunos de ellos sí que pude ver algunas vulvas de otras mujeres. En todos había una visión tántrica y el cuerpo era vivido con naturalidad. La visión tántrica en ocasiones incluye el desnudo y siempre considera que en la vulva (ellos lo llaman «*yoni*») se encuentra la diosa, por lo tanto, hay que venerarla como a una diosa (lo que es). Había puntos que me acercaban a esta visión, pero otros que no tanto. Así que comencé mi camino personal de autoindagación.

El universo se mueve rápido cuando estás decidida a hacer algo, así que no te demores en decidirte a cumplir tus sueños. Yo tenía uno y era conocer mi vulva de un modo no convencional, porque mi intuición me decía que ahí había algo más que la mera observación. ¡Y tanto que lo había! Cuanto más la conocía, más me conocía. Más la veía, más me veía. Más la aceptaba, más me aceptaba. Y así comencé. Ya que era psicóloga y escuchaba tantas historias de vida, fui a preguntar a las mujeres si querían comenzar a observar su vulva de otra manera mucho más particular. Me aficioné a la fotografía hasta que esta pasó a ser un componente esencial en mi trabajo. Con el tiempo me hice sexóloga, y ahora realizo mi tesis doctoral, por supuesto, sobre la percepción genital femenina y las emociones. Fui recogiendo datos, a veces de un modo y a veces de otro, y me di cuenta de que la vida de una mujer cambia cuando conoce su vulva de un modo profundo y se abre a sentir las emociones a medida que va trabajando con su vulva. Conocer la vulva femenina de un modo consciente es un derecho de toda mujer (y hombre). De hecho, la educación sexual en las niñas y niños sobre la vulva y el carácter sagrado que tiene esa zona (y el pene) es vital. Es urgente dejar de quitarle importancia a esa zona y comenzar a otorgarle el lugar que merece, alejado de lo convencional y superficial. Es un lugar muy importante en el cuerpo, tanto femenino como masculino (el pene), pero igualmente en las personas que no son cisgénero. Lo que antes para mí era una suposición, ahora es un hecho ya contrastado. Otro de los datos que observamos en mi investigación fue que: a mayor percepción genital externa en la mujer, mayor satisfacción genital.

En otras palabras, podríamos decir que sienta bien mirarse la vulva. De hecho, quizás al principio no te guste, sin embargo, esto cambiará. Este dato también es relevante para esas mujeres que desprecian esa parte de sí mismas, no están cómodas con su vulva o están planteándose una operación. Dedica un par de meses a hacer los ejercicios que vas a ver a continuación, y hazlos a diario. Léete el libro completo y luego observa qué visión tienes de ti misma y de tu vulva. Quizás sea distinta y más positiva. Estoy segura de que las mujeres que lean *Tu vagina habla* tendrán una posibilidad que muchas mujeres no tienen nunca, como es la de observarse la vulva con otra mirada. ¿Imaginas cómo sería el mundo lleno de mujeres que observan su vulva desde el amor y pueden compartir esa mirada con sus hijas, alumnas, amigas…? Por otro lado, puedo asegurarte que cuando una mujer se observa a sí misma de este modo, su mirada hacia otras vulvas y penes también cambia. Es una mirada mucho más conectada con la sensibilidad y el corazón, el amor y la aceptación.

¿Por qué es importante observarse la vulva?

Basándome en los resultados de mi investigación, se concluyó que observarse la vulva y realizarlo con frecuencia (como verás en el apartado de fotografías) es beneficioso para la mujer incluso a nivel emocional.

De los distintos grupos con los que trabajamos, las mujeres que mostraron una menor consciencia genital fueron las que no observaban su vulva, mientras que la consciencia era mayor en aquellas que la observaban diariamente, semanal o quincenalmente. Con esto se refuerza la idea de que es importante observarse la vulva. A mayor consciencia genital, mayor autoconocimiento tiene la mujer de sí misma, y ya sabemos que cuando una mujer se conoce a sí misma tiene mayor potencial y recursos para generar bienestar y buena calidad de vida.

Nos guste más o menos, se quiera reconocer o no, la sociedad en gran medida gira en torno a la sexualidad. El pene y lo tradicionalmente conocido como la vagina (vulva) tienen un papel fundamental en la misma, así como una presencia continua en las vidas (o mentes) de las personas, aunque habitualmente es desde un punto de vista no muy sano. De hecho vivimos en una sociedad falocéntrica (el falo es el centro). Es por ello que transformar las atribuciones que se le han concedido y sanear la visión de la percepción genital femenina y la sexualidad en general es de suma importancia.

En la investigación hallamos que «quienes observan su vulva diariamente tienen una menor inseguridad genital que quienes la observan quincenalmente, una vez al mes o quienes no la observan». Muchas son las mujeres que sienten una cierta inseguridad cuando mantienen relaciones sexuales y eso, en ocasiones, las lleva a evitar los encuentros sexuales o a hacerlo con la luz apagada por vergüenza, miedo o pudor. Esto sucede mucho en las adolescentes que sienten vergüenza y evitan situaciones intentando que el chico o la otra chica no se dé cuenta de que sienten eso; inseguridad. Pues también para evitar eso ayuda el observarse la vulva. Es decir, para fomentar tu seguridad genital, observa tu vulva a diario.

Vas a conseguir una mayor autoestima y reconocimiento personal. Vas a sentirte más en ti, empoderada, capaz y sin necesidad de reconocimiento externo, puesto que al reconocerte y aceptarte a ti misma, lo externo pasa a ser secundario.

Uno de mis objetivos en la investigación era, además de estudiar la frecuencia y los motivos por los que la mujer se observa su vulva, conocer si existía influencia entre la percepción genital femenina y el estado emocional, en concreto, con la ansiedad. Para ello se aplicó la Escala de Ansiedad STAI (Spielberger, Gorsuch y Lushene, 1970), ya que es una muy buena escala para medir la ansiedad.

Una de las hipótesis iniciales era que existe relación entre las emociones y la percepción genital femenina. Hubo veces a lo largo de este proceso de investigación en los que tuve ganas de tirar la toalla, sin embargo, el apoyo y las ganas pudieron más que los momentos de incertidumbre y desazón. Realmente creía que sí había influencia, pues es lo que compruebo día a día en la consulta, y ante la carencia de investigación en este campo necesitaba como mujer y como profesional llevar a cabo este proyecto, sin embargo, la ciencia era la que tenía la última palabra. Pues si algo he descubierto es que el mundo científico es impecable y riguroso, así que de poco sirve lo que tengas previsto, porque cuando se comienza una investigación no se sabe hacia dónde te llevará la misma. Al mismo tiempo, la ciencia ha hecho que ahora esté sumergida no en una, sino en dos nuevas investigaciones.

Así pues, con respecto a la ansiedad, comprobamos que a «menor satisfacción genital, educación genital, consciencia genital, percepción genital externa, así como percepción genital subjetiva, existía una mayor ansiedad, sin embargo, las mujeres con mayor inseguridad genital han mostrado una mayor ansiedad». Es decir:

➤ «Hay una mayor ansiedad en mujeres con inseguridad genital (es de suma importancia que busques recursos para afianzar tu seguridad genital, eso te va a conducir a un estado de relajación y confianza no solo a nivel genital, también personal y vital)».

➤ Hay una menor ansiedad cuando existe:

♦ Mayor educación genital (por eso es importantísimo que las niñas y adolescentes tengan conocimiento e información de calidad sobre sus vulvas).

♦ Mayor satisfacción genital (ya hemos visto que observarse la vulva genera mayor satisfacción genital).

♦ Mayor consciencia genital (como antes comentamos, las mujeres que no se observan la vulva son las que muestran una menor consciencia genital, por lo tanto, observarte la vulva aumentará tu consciencia genital).

♦ Mayor percepción genital externa (por esto es tan recomendado un espejo en tu cuarto de baño y que te dediques a observarte ya sea un minuto u horas).

♦ Mayor percepción subjetiva (motivo por el cual es importante no solo lo objetivo que ves, sino la cualidad que le atribuyes a eso que ves).

Con esta pionera investigación se comprobó, por un lado, «la importancia de observarse la vulva y además de forma frecuente», así como que, efectivamente, «hay relación entre las emociones y la percepción genital femenina, en concreto con la ansiedad».

¿Cómo puedes conocer tu vulva?

Desde un punto de vista anatómico, es fundamental, porque es una parte de ti y, como tal, mereces conocerla. De modo que puedes recurrir a:

➤ Ilustraciones, como las que encuentras en *Tu vagina habla*, en libros médicos, en textos que sean de calidad y a ser posible no estandarizados. Aunque no es fácil, cada vez hay más materiales de este tipo, e incluso podrás encontrarlos para distintas edades.

➤ Fotografías. En este libro vas a encontrar fotografías de vulvas reales que tienen la finalidad de normalizar la vulva, de que veas cómo son, de que puedas verlas con tus hijas o mujeres (u hombres) cercanas para tener aún más consciencia de ella. No he visto antes ningún libro así, y es por eso que he necesitado como mujer y como profesional visibilizar las vulvas, escribir este libro y llevar a cabo las investigaciones que estoy realizando. A día de hoy sigo con mi proyecto de fotografiar vulvas alrededor del mundo.

➤ Tu propio cuerpo. Con un espejo o curvándote literalmente para verte. Sí, esta experiencia va a transformar tu vida.

Date tu tiempo. No es lo mismo observarte que mirarte de paso. No es lo mismo ensimismarte con esa parte de ti que buscar fallos. Atrévete a mirarte, verte, deleitarte con esa parte de ti. No creas que va a ser siempre igual. No, qué va. Va a cambiar por días. Te va a mostrar su apertura o su gusto, sus ganas de ser vista o sus ganas de estar oculta. Tus labios no merecen ser llamados mayores o menores. Merecen que los nombres por lo que son: labios; y si los quieres diferenciar, que lo hagas por su ubicación: internos o externos.

Ten bien cerca un espejo. Siempre. Tenlo en tu mesita de noche. Tenlo en tu cuarto de baño. Mírate la vulva cada vez que te acuerdes. Como estás viendo en *Tu vagina habla*, la vulva no es sencillamente una parte que está ahí sin más. Es una puerta a lo desconocido, es el misterio de la vida en tu cuerpo de mujer, es la respuesta a todas las preguntas, es el amor hecho materia, es la belleza personificada, es el amor incondicional, es tu propio portal.

Cuando la mires no la observes desde la mente perversa. Eso se te queda pequeño. Date y da la grandeza que se requiere para un corazón muy grande, como el tuyo. Obsérvala con la mirada limpia y pura de alguien que todo lo ve desde la mirada del amor. Una mirada que no juzga, que acoge, que agradece, que engrandece, que empodera, que emana reconocimiento y admiración.

Deja que tu vulva te hable, que tu vagina te cuente. Si quieres hazte con un espéculo y explórala, pero por el simple hecho de observarla y conocerla.

Verás que si la amas, te amas. Si la odias, te odias. Si la juzgas, te juzgas. Si la admiras, te admiras. Si la valoras, te valoras. Sí, tu vulva eres tú. Sí, tu vagina habla. Todas las vaginas han vivido siglos y siglos de represión, de castigo, de sometimiento, de expulsión. Es el momento de que la mujer retome ese poder personal y lo comparta sanamente. Es el momento de saber, vivir y reconocer que tu vagina habla.

¿Imaginas hasta qué punto puede cambiar la vida el observarse la vulva? Cuando comencé este movimiento femenino no podía imaginar hasta qué punto, pero ahora, después de los años y tantos testimonios que he recibido, puedo asegurarte que tu vida puede transformarse a mejor y además en cualquier aspecto de la misma. No te sientas mal por observarte la vulva. Hay movimientos femeninos donde incluso las mujeres quedan para observarse la vulva. De hecho, puedes quedar con tu grupo de amigas y observaros la vulva. Hazlo de un modo natural y con consciencia, porque así también te darás cuenta de que hay mucho más de lo que probablemente conozcas. No es nada extraño, todo lo contrario, es tan natural como cuando vas a probarte ropa y por un casual tu amiga entra en el vestuario. Mi aportación aquí es el vínculo entre la observación de la vulva y de qué modo la mujer se lleva con esa parte de sí misma y el vínculo emocional existente. Ese fue el desierto en el que me encontré, pero del que ya, tras años caminando, voy obteniendo ciertos e interesantes datos.

Te comparto uno de esos testimonios:

«La propuesta de Isabella me dejó fascinada. Era la primera vez que escuchaba que a través de mi vulva podía conocerme a mí misma de un modo emocional, femenino, profundo y práctico a la vez. Efectivamente ella leía mi mente y mi vida a través de mi propia vulva. Cuanto más conocía mi vulva, más me conocía. Hubo un antes y un después en mi vida. Sentí que lo que yo estaba experimentando tenía que saberlo toda mujer y que estamos ante un verdadero cambio social. Cada poco tiempo le he ido escribiendo para preguntarle cuándo estaría este libro en el mundo. Lo he deseado tanto que hasta lo he soñado. Es un libro que toda mujer tendría que tener, pero todo hombre también. Es un manual para conservar de por vida».

La misma mujer me hacía saber por email sus ganas de que *Tu vagina habla* llegara a sus manos. Ella me escribió las siguientes palabras:

«Hasta este momento solo me miraba cuando tenía un problema, una dificultad, cuando me iba a hacer la cera, tenía relaciones sexuales o me iba a masturbar. No creas que me miraba mucho, qué va. Rápido, con prisa y, por supuesto, siempre con una finalidad. Mucho menos coger un espejo e indagar por dentro. Al principio creía que esto no era para mí. Lo hice más por la confianza que me inspiras, Isabella, que porque creyera en ello en realidad, pero, ¿sabes qué? Me ha cambiado la vida. Me conozco. Me gusta mirarme. Ahora sé qué es cada cosa, cada forma y cada parte de mi anatomía. Me permite sentirme empoderada, dueña de mi vida, de mi cuerpo. Esa parte tiene vida. Está presente. Me acompaña. Me siento más mujer, siempre lo he sido, pero ahora me tengo a mí. Cuando caigo en la vorágine cotidiana y me pierdo, algo me recuerda que olvidé regalarme unos minutos.

Estuve practicando los ejercicios y dedicándome tiempo durante varias semanas, pero hubo un día en el que caí en el «no tengo tiempo» y dejé de hacerlos y darme el tiempo. Por si no me había quedado claro lo importante que esto puede resultar, algo me lo recordó.

Desde que te vi y me enseñaste, me compré varios espejos. Uno de ellos para llevarlo en el bolso. Aunque llevaba unos diez días sin mirar ni explorar mis genitales, ese día quise que el espejo pequeño me acompañara a la reunión a modo de talismán. Era una negociación muy importante y había mucho en juego. Si ese cliente aceptaba, nuestra reputación se vería muy gratamente beneficiada, especialmente la mía. Al inicio el cliente no estaba muy a favor de ceder y firmar el acuerdo. Era extraño pues meses atrás estaba muy receptivo. Aunque no creo en nada, interiormente pedí ayuda para salvar la negociación. No sé de dónde llegó, pero recordé la importancia de estar conectada con esa parte íntima a nivel interior e incluso exterior. Tomé una buena posición física y comencé a sentir mis senos, mi vulva, mi útero y mi vagina como me enseñaste. Nadie se daba cuenta, porque aparentemente yo estaba sentada, pero la realidad era que yo estaba ahí, conmigo, conectando mis genitales y mi corazón. Necesitaba volver a mí y estaba desesperada. Me iba sintiendo más conectada conmigo. Lo de fuera me era más insignificante. Pasé de estar en la cabeza, estresada e inmiscuida en mi mente a ir recuperando la confianza en mí misma. Hice el ejercicio de sentir cómo desde mi vulva, vagina y útero llegaba hasta la zona de mi corazón mi sabiduría interior, y solo cuando lo sentí dije:

—Me gustaría saber qué ha sucedido. Hace unos meses estaba convencido y ahora no está ni siquiera clara la firma del contrato. Su opinión es muy válida para nosotros.

El hombre miró a todas las personas de la sala y posteriormente me miró a mí y me dijo:

—¿Quiere usted que le diga la verdad?

Yo le contesté:

—Sí, por favor. Me agradaría mucho y probablemente será muy útil para poder mejorar la propuesta.

Él continuó:

—Usted era quien me daba confianza para continuar en este trato. Desprendía algo que como mujer no siempre se encuentra. Una honestidad y a la vez una inteligencia que no era solo mental. Para un negocio de este tipo, no solo son importantes los números o lo que se ofrece. Se tiene que sentir algo más. Un proyecto, por claro que parezca en cuanto a planificación, tiene vida propia. A mis años no doy un paso sin ambas características. De usted me llegaba algo que luego dejó de llegarme. No sé qué es exactamente, pero tenía una cualidad muy femenina. Cuando eso estaba presente, yo creía en el proyecto. No la quiero responsabilizar de eso, pero para mí era importante. No sé si esta respuesta le vale, pero si quiere la verdad, es esta. ¿Sabe usted a qué me refiero?

No sabía si era lo que pensaba pero le dije:

— Ahora seré yo quien he de ser honesta, para saber si es lo que creo. ¿Me podría decir la fecha aproximada del momento en el que dejó de creer en el proyecto? Quizás así pueda ver si podemos ofrecerle alguna otra propuesta.

Él tomó su agenda y posteriormente su email. Me dijo la fecha porque era un día señalado. No daba crédito, pero coincidía con la época en la que comencé a olvidarme de mí, dejando de concederme tiempo para mirarme y autoconocerme siguiendo tus consejos. Así que volví a sentir mis senos, mi útero, vagina y vulva y le dije:

—Efectivamente, sé a qué se refiere y, si me lo permite, le propongo posponer esta reunión y volver a vernos en dos semanas o un mes. Estoy convencida de que será el tiempo suficiente para poder ofrecer lo que necesita la propia negociación en sí.

Me dijo que le parecía perfecto. Continué teniendo conexión con esa parte de mí en todo momento. En cuanto finalizamos, cogí mi bolso, me fui al baño y me observé. Sentía una felicidad tan grande. Una risa emanaba de mí, pero nacía de mi interior con una fuerza tan grande que sentía en cada poro de mi piel una gran celebración. Ni corta ni perezosa, hablé con las mujeres de mi equipo y les dije que mientras el libro de Isabella no llegara, había que hacer ciertas cosas, y por supuesto una de ellas era observarse la vulva. Así tal cual lo dije, Isabella. Sus caras fueron de foto (¡que, además, como sé que vas con una cámara por el mundo casi se la hago para enviártela!). Les expliqué que en cuanto salga *Tu vagina habla* les voy a regalar uno para cada una, para que hagan todos los ejercicios. Tengo muy claro que trabajar como mujer completa no es lo mismo que trabajar como mujer desconectada, y esto es un buen modo de conectar con lo más íntimo de una misma. Cuando estamos trabajando con un equipo de mujeres que saben lo que son, que se dedican el tiempo y se conocen también en relación a su cuerpo, el resultado es mucho mayor y mejor. Lo he comprobado en mí, Isabella. Algunas lo tomaron un poco a risa al inicio, sin embargo, ha abierto espacios de comunicación entre nosotras de un modo insospechado. Rápidamente comenzamos a ver resultados y eso hizo que, a día de hoy, tengamos la risa de que cuando una no está muy en su centro, ese día le decimos: *Mirror moment!* (momento del espejo) o le preguntamos: ¿desde cuándo no te miras? Estamos todas ansiosas por que llegue *Tu vagina habla* a la oficina.

A nivel personal tomé mis propias medidas y volví a concederme esos minutos diarios para mí. Seguro que ya lo intuyes, pero dos semanas después la negociación fue un éxito. Cuando vi el momento le dije que le regalaré el libro que contiene el secreto de lo que aún no sabe que sucedió, pero que yo misma le contaré cuando le haga el regalo para él y su mujer. Gracias por traer un conocimiento nuevo a mi vida, Isabella!».

Te recomiendo observarte en el espejo. Si puedes, hazte con un espejo especial para observarte la vulva. Tu espejo. Adquiérelo con conciencia, amor y cuidado, con compromiso y alegría. Como una niña cuando se compra algo nuevo y lo está eligiendo, porque le gusta muchísimo. Así. Si puedes elige un espejo lo suficientemente grande como para verte toda la vulva.

Una vez que tengas tu espejo, date tu tiempo. Con la práctica puedes sencillamente saludarla, como cuando te levantas por la mañana y te miras al espejo y te das los buenos días. ¿Lo haces? Quizás puedes mirarte a los ojos y decirte: «Buenos días, hermosa mujer. Te amo». Pues igual con tu vulva.

Si tienes tiempo, date este regalo. A continuación compartiré contigo lo que puede ser la observación de la vulva con un espejo en combinación con una parte de mi método *Lectura del Corazón a través de la Vulva*®. Me encanta observar las transformaciones en las mujeres y conocer sus experiencias.

A continuación, observa la siguiente ilustración:

1. Toma una posición cómoda. Antes de llegar a observar tu vulva, siente, interioriza. Cuando pase un tiempo y ya te sientas conectada, pregunta a tu vulva: «¿Puedo verte?», y ella te responderá si le apetece o si no es el momento. Así, tal cual. Ante la duda, espera. Esto te ayudará a ir sensibilizándote con esa parte de ti, pero además, te ayudará a sentirla para cuando mantengas relaciones sexuales. Habitualmente la mujer no espera a estar suficientemente lubricada, de hecho, cada día se incrementa la creencia de que los lubricantes son necesarios. No dudo de que en determinados casos lo sean, pero te aseguro que no en todos los que se utilizan, ya que la mujer, habitualmente, ni tan siquiera ha sabido que ha de

esperar. Tantas son las ganas de satisfacer, la prisa o el cumplir con los cánones, que dice sí, y en muchas ocasiones la vagina sufre la agresión de ser friccionada mientras está aún seca, y sufre incluso fisuras. Cuando sientas que es el momento, avanza; nunca antes.

Ya que estamos en el inicio, vamos a hacerlo cómodo. Además, así puedes explorarte y examinar todas tus partes. Túmbate en la cama, en el sofá o en el suelo. Ponte cómoda, con unos buenos cojines en tu espalda y, si lo necesitas, debajo de las rodillas. Muy poquito a poco, comienza a descubrir ese tesoro que hay entre tus piernas a través de tu mirada. ¡Eso es una maravilla! Ve tocándola a su ritmo, no al tuyo. Puede ser que coincidan los ritmos, pero hay una alta probabilidad de que tu mente vaya más rápido que tu cuerpo, así que ralentiza tu mente y acompásate a tu vulva. Con el tiempo y la práctica, seréis una.

Ve teniendo con ella un contacto más externo y superficial. Quiero decir con esto que, aunque puedas entrar dentro de ella (por favor, a su ritmo y con muchísima delicadeza, así como lentitud), en esta primera parte sencillamente ve tomando contacto con ella, como si la estuvieras saludando o despertando. Sé amorosa e intenta no emitir juicios, más bien conviértete en una observadora neutral. Tómate el tiempo que necesites y no te canses, siempre hay algo nuevo que explorar.

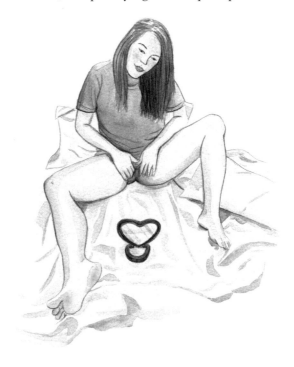

2. Ahora da un paso más y observa tu vulva. Deja que ella te hable y abre tu corazón. Deja tu mente racional a un lado y, al ir observándola, ve permitiéndote sentir las emociones que se te despiertan. Puedes tocarte en algún momento sintiendo esa parte de ti y conectando poco a poco con tu sensación externa, tu emoción y la observación de tu propia vulva (físicamente hablando).

Imagina que en este momento no existe nada más que tú y tu vulva. Imagina que eso te abre una puerta que te permite adentrarte en tu emocionalidad. Tus sensaciones van permitiendo que las emociones vayan moviéndose. Todo eso que se te está moviendo a nivel interior es un reflejo de tu propia vida. Observa tu vulva desde la mirada del amor. Pero si en algún momento sientes asco, vívelo. No pasa nada. Si sientes rabia, vívela. No pasa nada. Me encantaría que toda mujer estuviera en el estado continuo de amar su vulva y verla hermosa, pero eso no es así habitualmente y, además, si haces esto a menudo verás que es posible que el día menos esperado tu vulva te sorprenda aportándote una sensación no muy agradable, por más que la ames y que sea bonita. Déjala que exprese esa parte también, porque no estás a estas alturas para censuras. Más bien estás para todo lo contrario. Explayarte y dejarte ser.

No seas perezosa y explora nuevas formas y posibilidades como la que verás en la ilustración posterior. Al observarla, deja que te llegue información desde ella. Aquí sí que todo lo que has leído anteriormente sobre el amor en *Tu vagina habla* tiene sentido, puesto que es el momento de aplicarlo, pero contigo y con ella. No caigas en el «ir hacia», sino que deja que te llegue, en este caso, la información, las emociones, las sensaciones. Se trata de ir percibiendo la sensibilidad que se esconde en esa parte de ti. Hay mujeres que mueren sin haberla visto y hay otras que cuando se la observan, su vida cambia.

La diferencia entre la postura que se muestra a continuación y la anterior es que, además de ser una posición distinta, lo que observarás también será distinto. Aquí la vulva se abre y, muy probablemente, verás algo de su interior, tanto la parte interna de los labios externos como los labios internos. Hermoso, ¿verdad? A mí me parece fascinante. Ve adentrándote en eso que observas y toda la gama de emociones diversas que te genera. ¿Crees que eso es algo puntual? No, en absoluto. Es una representación de tu estado por naturaleza. Cambiamos continuamente de emociones, y no pasa nada. Nos enseñan a creer que hemos de sentir lo mismo siempre y eso es casi imposible en esta sociedad actual. Así que sigue siendo una observadora como en el punto 1, pero con la diferencia de que ahora te vas permitiendo, entre sensación y sensación, parar, sentir y dejar que te llegue información de ti, de tus emociones y de tus experiencias de vida.

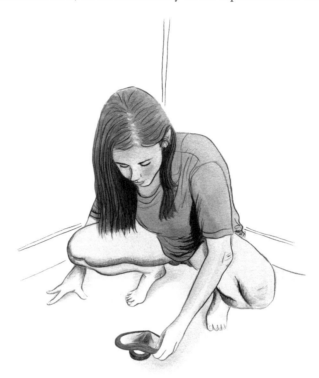

3. Puede ser que te apetezca explorar otras formas de observarte, como la que se muestra en la siguiente ilustración, puesto que se trata de que tomes consciencia de ti en todas tus expresiones y posibilidades. No tengas miedo a tocarte ni tampoco a mirarte. Da un paso más y, a medida que te adentras en la observación y las emociones, abre la puerta a las creencias que se te despiertan. A veces vas a observar a tu mente pensando cosas negativas, juicios, creencias limitantes, sensaciones como de vergüenza, ridículo, comparación. No dejes que eso pase desapercibido. Todo lo contrario. Cada creencia limitante que aparezca, transfórmala en creencia de apoyo, y ya me contarás qué transformación experimentas en tu vida.

La postura que se muestra en esta ilustración es muy adecuada si quieres observarte cuando te encuentras en baño. Puedes tener tu espejo cerca del inodoro o de la ducha, apoyar el pie en el váter con la tapa cerrada, en la bañera, o en un taburete o silla. Sin embargo, como ves en la ilustración de la página 160, también puedes tener un espejo en tu mesita de noche y observarte antes de dormir o al amanecer, a media tarde, a mediodía, a todas horas. Utiliza la imaginación.

Es obvio que para sentir hace falta tiempo, pero igualmente tu vulva y tu vagina te van a agradecer que las observes a diario, incluso si es un minuto. Es mejor que hagas esto a que no lo hagas. De modo que ¡que no te frene ni siquiera la falta de tiempo! Igualmente si tienes algún síntoma físico en esa zona, hazlo a diario y además céntrate en emanar amor hacia ella a medida que la observas. Imagínate a ti cuando alguien te dedica amor, atención, palabras positivas, entusiasmo y te realza la belleza que observa en ti. Te gusta, ¿verdad? Puedo asegurarte que tu vulva y tu vagina funcionan igual y merecen lo mejor. Nada ni nadie va a poder darte más que tú misma, así que puedes activar una alarma en el reloj para recordártelo, puedes introducir una rutina en la mañana o en la noche. ¡A practicar y ya me contarás!

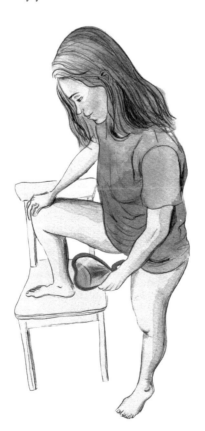

Toca tu cuerpo con amor

En un libro como *Tu vagina habla* tú eres la protagonista. Tu feminidad. Tu vulva. Tus pechos. Tu universo. Tu mente. Tu emoción. Tus órganos genitales femeninos. Pero no podríamos quedarnos en palabras, porque la sexualidad, la erótica y todo lo que aquí te explico reside en un lugar: tu cuerpo. Y tu cuerpo, así como tu ser, merece ser venerado en un espacio, un lugar, un templo. Ese templo es tu cuerpo. No hay separación. Encarna tu cuerpo, encarna tu vida.

En este apartado compartiré contigo distintas posibilidades para conocerte a nivel corporal, pero si por ejemplo deseas hacer estos ejercicios y no tienes tiempo, es tan sencillo como adecuar espacios en tu hogar que te faciliten el reconocimiento. Por ejemplo, puedes tener un espejo específico en tu cuarto de baño, y así cuando lo veas recordarás tu vulva y que puedes observarla simplemente para saludarla. O puedes tener en tu mesita de noche aceite para masajearte los pechos todas las noches o los ovarios todas las mañanas. ¡En unos minutos lo haces!

¿Te apetece que indaguemos un poco más en posibilidades para conocer tu cuerpo? Vamos a ello, pero primero vamos a recordar algunas cosas que serán necesarias para tu viaje:

➤ **No juzgar.** En lugar de ello: reconoce, valora, aprecia cada cosa que veas. Si tu mente interviene, puestas a enjuiciar, elige siempre la mejor opción para ti, la que te conecte más con tu corazón y con tu reconocimiento como mujer.

➤ **Ten una actitud de entrega hacia ti y la experiencia.** También necesitas una actitud exploradora y aventurera. Para conocerte necesitas tiempo, asumir riesgos y atreverte a explorar lo desconocido. Es como comenzar el gran viaje de tu vida.

➤ **A nivel práctico necesitarás:**

♦ **Tener las uñas cortadas para no dañar la zona de tu vulva y vagina.**

♦ **Contar con un buen aceite vegetal.** Puedes elegir libremente el que más se adapte a ti. Recuerda la importancia de no alterar el pH de la piel, de modo que opta por uno lo más neutro y natural posible. Si necesitas recomendación, escríbeme directamente, porque tengo un equipo, Amor Infinito, vinculado con aceites esenciales y compuesto a día de hoy por más de mil personas. Además está creciendo por días. Quizás incluso quieras formar parte del mismo.

♦ **Desconectar el teléfono para tener tiempo para ti.** La intención no es simplemente que sea algo rápido para chequear que todo está bien. La intención es que te des un espacio de tiempo donde puedas conocerte más como mujer físicamente, pero también donde puedas adquirir información propia de tu presente, de tu cuerpo y de tus emociones.

♦ **Toalla y un espacio cómodo.** Tienes distintas opciones. Si también quieres explorarte, necesitarás tener suficiente luz como para conocerte bien. Si simplemente quieres sentirte y no observarte, este factor no es tan importante.

♦ **Intimidad.** Asegúrate de que estás en un espacio donde vas a sentirte en confianza, en calma, en paz y en amor hacia ti misma, así como que tu entorno respetará que este tiempo es para ti y, además, es sagrado.

♦ **Un espejo.** Puedes tener un espejo específicamente para ti y tu vulva. Especial. El espejo puede ser del tamaño que consideres, pero recuerda que si es demasiado pequeño no podrás observar todos sus ángulos, y si es demasiado grande puede ser que te resulte aparatoso. Una medida aproximada podría ser 10 × 15 cm.

♦ Puedes poner música relajante, un difusor con aceites esenciales, hacerte el espacio cálido, o puedes hacerlo sin nada. Quizás te haya apetecido antes darte un baño relajante preparándote para ese maravilloso encuentro contigo.

➤ **Naturalizar.** Deja aspectos morales a un lado y simplemente recuerda que la vida te ha creado. Sea como sea. Da igual si tus padres te quieren más o menos. No importa si perteneces a una cultura u otra, ideas, etc. Si nos despojamos de todas esas etiquetas, todos y todas somos lo mismo: seres humanos en un cuerpo. Así que intenta naturalizar, porque el cuerpo es natural tal cual es y cuanto más lo aceptes, puede ser que menos desees manipularlo.

➤ **No intentes buscar nada ni esperes nada.** Ya sabes que mi visión es más de dejar que llegue lo que tenga que llegar, y solo si ha de llegar, que forzar o estar alerta para ver si sucede algo. En la primera actitud te alejas de las expectativas y permites que la realidad se muestre tal cual es, además de que disfrutas y vives lo que esté sucediendo (incluso cuando lo que está sucediendo es la nada). Así que relax, disfrute y cero pretensiones.

Aunque puedes hacer lo que quieras, la intención no es la masturbación. Es el contacto y la autoexploración, que no es lo mismo. Te invito a que lo conozcas a través de lo sutil y la sensación, no solo a través de la fricción tradicional que en tantas ocasiones es excesiva. No necesitas hacer nada físicamente. Simplemente ir conectando a nivel de sensación, a nivel de vibración; ir metiéndote en la propia sensación física en cualquier parte de tu cuerpo; ir sensibilizándote contigo acallando tu mente y centrándote en tu sensación. Encontrando tu propio ritmo, tu propia forma, tu propio estilo y, sobre todo, abriendo el corazón.

Masaje de pechos

Ahora te propongo un ejercicio sencillo con tus pechos. Es un masaje. Te recomiendo que te lo hagas con un aceite de base puro, bien tratado y de alta calidad. Te recomendaré alguno de los que yo misma utilizo, pero puedes elegir los que más te gusten y consideres. Independientemente de que yo misma pueda asesorarte, elige productos puros, pues es en tu cuerpo donde los aplicarás. Estas sinergias son de la casa con la que trabajo.

Si estás libre de alergias, algunos de los aceites esenciales adicionales que recomendaría para este masaje serían:

➤ *Aceptación:* para aceptarte a ti misma desde un lugar amoroso y profundo, así como a todas las expresiones de ti, como son tus pechos.

➤ *Believe:* para creer en ti, en lo que sientes, en tus valores, en quien eres. A medida que expandes este aceite por esa zona, ve poniendo la intención en recordar quién eres en tu esencia.

➤ *Gratitud:* con la frecuencia de agradecimiento y gratitud hacia esa parte de ti (y en general a cuánto eres) estás elevando el amor hacia ti misma.

➤ *Niña interior:* desde que somos pequeñas, acumulamos en esa zona de nuestro cuerpo muchos mensajes, y muchos de ellos son muy negativos. Recuperar con las propiedades de este aceite la potencialidad de esa niña antes de recibir esos mensajes y liberarlos a través de los sentidos, así como a través del amor en los movimientos mientras te masajeas, es un regalo.

➤ *Valor:* no solo para tener el valor de tomar las decisiones que sean coherentes contigo; también para darte valor por ser como eres y quien eres. También para darle valor a todo tu cuerpo y en particular a la zona de tus senos.

Aprovecha el tiempo en el que te vas a dar el masaje para mimarte y sentirte bien contigo misma.

Una vez seleccionados los aceites que consideres, coge una toalla y ponte delante de un espejo. Puedes quitarte la ropa o esperar un poco más para ello.

Pon la atención en tus pechos, en concreto a la altura de tus pezones aproximadamente, en la zona de la columna vertebral. Ahí reside un punto que los orientales llaman el chakra del corazón. Pon la atención ahí e imagina un punto rosado. Siente cómo se va abriendo más y más. Ve permitiendo que esa luz rosada con una cualidad amorosa impregne tus pechos.

Cuando sientas que tus pechos están llenos de esa luz, quítate la ropa de la parte alta si aún no lo has hecho. Pon las palmas de tus manos hacia arriba y siente cómo se van llenando de amor. Una vez que las sientas llenas de amor, imprégnalas con el aceite esencial si así lo consideras.

Comienza muy lentamente, como si de una caricia se tratara, a impregnar tus pechos llenos de esa luz rosada inicial, con ese aceite y ese amor en tus manos. Ve recorriendo cada milímetro de piel. Ve sintiendo cada poro de tu piel.

Puedes hacer la figura del infinito unificando un pecho y otro, enlazándose en el punto anteriormente referenciado que sería el chakra corazón.

Recuerda jugar con tus manos. A veces puedes utilizar todos los dedos, a veces toda la mano, a veces solo unos dedos. Utiliza tanto el dorso de la mano como la palma. Explora cada rincón de tus pechos. Evita tocar los pezones hasta que ya lleves como unos quince minutos masajeando tus pechos.

Párate un momento y siente tus pechos. Pon tus manos en ellos:

➤ ¿Qué te dicen?
➤ ¿Qué necesitan?
➤ ¿Qué echan de menos de ti?

Recibe todo lo que te llegue. Deja la mente a un lado y simplemente siente. Estate contigo y recibiendo información de ti todo el tiempo que necesites. Haz con esa información lo que sientas, forma parte de ti y necesita tomar forma, hacerse consciente para que puedas entenderte mejor y, sobre todo, vivas mucho más en ti, contigo y con mayor calidad de vida.

Cuando estás en contacto contigo, te conviertes en una mujer capaz de todo. Eres capaz de crear sin límite alguno, pues estás en conexión con la fuente ilimitada que, al final, eres tú. Eres capaz de sanarte a ti misma, pues sabes qué necesitas. Tu intuición te guía para tomar las decisiones correctas e ir en la dirección adecuada. Eres capaz de materializar, pues hay en ti un merecimiento interior que te hace darte lo que necesitas y deseas de forma natural. Eres capaz de vivir una vida placentera que te hace sentir bien y plena.

Expande todo ese masaje hacia los alrededores. Toda la parte de la clavícula, toda la zona del esternón, las axilas. Los pechos y el tejido corporal se conectan con otras zonas de tu cuerpo, así que irradia todo eso que estás dándote hacia esas zonas de ti.

Cada poco tiempo recuérdate parar, observar tus manos e impregnarlas de amor. Hidrata también tus pechos con el aceite tantas veces como sientas.

Cuando vayas a terminar, obsérvate en el espejo. Observa tus pechos. Ámalos. Mírate a los ojos y ámate. Dite: «Eres preciosa. Te amo tal y como eres. Te mereces lo mejor».

Esto lo puedes hacer diariamente como parte de tu cuidado personal. Cada mañana tras la ducha, de un modo breve en unos minutos, o bien lo puedes hacer más sofisticadamente colocando velitas, tu difusor con aceites esenciales, luz adecuada para lo que te apetezca. También lo puedes hacer en la naturaleza en un espacio adecuado para ello; en definitiva, es una posibilidad y sea cuando sea, tus pechos (y toda tú) te lo agradecerán.

Date tiempo, mucho tiempo, nunca te canses de ti, aunque te advierto que puede que haya momentos donde no sepas qué más hacer contigo y la mente intervenga. Esos son los grandes momentos para que seas amorosa contigo, creativa, sencilla y te reinventes. ¿Cómo? De nuevo, volviendo a la sensación, a lo corpóreo, a lo orgánico, a lo vital.

Masaje de útero

En primer lugar te propondré una toma de contacto con tu útero, posteriormente un ejercicio y meditación para finalizar con un sencillo pero profundo masaje.

A veces para las mujeres es muy fácil dar a los demás, pero se posponen o no se dan lo que realmente quisieran darse. Les falta darse ese permiso para satisfacer sus necesidades, porque creen que o no es prioritario o no es tan importante. Cuando me encuentro con mujeres así, las invito a que hagan este ejercicio, pero sé que, en general, aporta valor a cualquier mujer. Así que si te apetece, puedes practicarlo.

Pon tus manos en tu bajo vientre. Atiende a tu inhalación y exhalación, pero añádeles la consciencia de seguir ese flujo. Una vez que te has familiarizado con ese movimiento, da un paso más y adéntrate en lo que hay bajo el movimiento. Tus manos en tu bajo vientre acompañan el movimiento de la inhalación y la exhalación. Siente como si la respiración naciese de tu útero y cómo tu útero respira. Sumérgete en este flujo de la respiración junto con tu consciencia, y cuando sientas que estás ya entregada, observa y contéstate a las siguientes preguntas. Permite que las respuestas lleguen. Date tiempo:

➤ ¿Sientes que esa zona está relajada, o tienes algún punto de tensión o contracción?

Sé fina y sutil en tus respuestas. Siente la profundidad de esa zona y habla con ella de forma honesta.

Verás que, al igual que tu vagina y tu vulva, tu útero también te habla. Siempre lo ha hecho, aunque quizás no siempre lo hayas escuchado.

Ábrete por unos instantes a sentir qué quiere decirte toda esa zona.

➤ ¿Qué mensajes está transmitiéndote tu útero en este momento?

Recuerda la forma de los ovarios. Pon tus manos en tu ovario derecho (en caso de que no lo tengas, imagínatelo y conecta con el mismo ovario cuando sí estuvo). ¿Qué te transmite? Sé tan generosa como para no conformarte solo con las palabras. Siente las emociones, las sensaciones, los recuerdos, las memorias. ¡Todo lo que te llegue es bienvenido! Si interviene la mente, no te preocupes. ¡Nos entrenan para que la mente esté presente y, encima, que nos creamos sus mensajes! Así que sabiendo que aparecerá, vuelve al cuerpo una y otra vez.

Haz lo mismo con tu ovario izquierdo.

A veces las mujeres me preguntan qué pueden hacer para limpiar su útero, pues sienten que tras una relación sexual o sentimental no consciente hay algo ahí acumulado. Tienen la sensación de que en esa zona se van acumulando historias, memorias, etc. ¿Te ha sucedido alguna vez? Cada mujer podrá encontrar la manera adecuada de sentir que limpia esa zona. A veces algo que a ti te ayude es suficiente para lograrlo, puesto que la intención es una llave que abre puertas insospechadas. No creo que la palabra para referirse a esa «acumulación» sea «sucio». Más bien es que esa zona necesita actualizarse. Para ello hay que dejar ir lo que ya no sirve y abrirse a lo nuevo que está por llegar, dejando un espacio de calma donde la renovación pueda materializarse.

Sí que es cierto que, al igual que hay personas que al finalizar una relación necesitan cambiar de casa o cambiar los muebles de la casa, cambiar de escenarios, de hábitos, etc., nuestro cuerpo y especialmente nuestra vagina, vulva y útero también viven un proceso. Cada cual puede vivirlo como quiera, pero una opción es ayudarse de las visualizaciones. Tanto el *mindfulness* como la meditación tienen cada día más adeptos que relatan cuánto y cómo ha mejorado su vida tras su práctica. Puede ser una opción.

Cuando enfocas tu mente en una dirección y te abandonas a sentir la experiencia, estás permitiendo que se produzcan cambios en tu interior. En este caso, más que en limpiar nos enfocaremos en que estás poniendo tu intención en transformar el estado de consciencia en el que te encuentras en otro más acorde con tu presente. Por encima de todo, la sexualidad es pura, más allá del uso que se haya hecho de ella. Eso implica que, por encima de todo, tú también lo eres, más allá de lo que hayas hecho o hayas sentido. Acuérdate de no darle demasiada fuerza a todo eso que no te ha gustado y dignifícate como mujer. Más allá de todo, somos personajes jugando un papel dentro de esta gran obra llamada vida. Así que pon consciencia a que estás en un tránsito y la invitación es a hacerlo con muchísimo amor y muchísima tranquilidad.

Hay mujeres que realizan esto cuando van a comenzar con una nueva pareja y hay parejas que lo realizan juntos al iniciar su relación.

Coincido con que lo ideal es que al comenzar en una relación puedas ir lo más entregada posible. Porque eso será un reflejo de tu propia entrega, lo más presente posible, porque eso será un reflejo de que estás en el aquí y en el ahora. Así que para ello podéis o puedes hacer este sencillo ejercicio que propongo. Hay mujeres que me cuentan que lo hacen casi a diario, porque sienten que cada día inician un nuevo ciclo en sus vidas. Otras realizan este ejercicio tras salir de algún momento difícil donde han vivido una cesárea o una intervención relacionada con esa zona. En otras ocasiones hay mujeres que sienten hacerla y sencillamente lo hacen a modo de ofrenda para todo el colectivo femenino.

EJERCICIO

Se trata de hacer un trabajo con todas las personas que han entrado en tu interior a través del contacto genital o aquellas donde tú has entrado, independientemente de que ellas estén o no presentes. No importa si las relaciones fueron más sexuales o menos, más consentidas o menos. Se trata de hacer un trabajo de liberación en esa zona. Vas liberándote de todo lo que vaya quedando, pero también esas personas a nivel simbólico recibirán todo eso que está sucediendo y se liberarán.

Ve conectando con una actitud meditativa. Date el tiempo y poco a poco ve conectando contigo, con tu presente, con tu momento actual y ve aquietando la mente. Ve conectando primero por el corazón. Siente una chispa que va haciéndose cada vez más grande. Posteriormente ve conectando con la zona del útero o con la zona de tu bajo vientre si eres hombre. Te puedes situar en tres o cuatro deditos por debajo del ombligo; más o menos por esa zona puedes ubicarlo.

Comienza a sentir. Siente cómo tu útero va abriéndose hacia lo nuevo, permite que vaya tomando una cualidad diferente y recibe toda la información que te llegue. Visualiza la forma de tu útero (tienes la ilustración para ello si lo necesitas) y ve conectando con sus distintas partes y zonas. Cuando sientas que estás más conectada interiormente, pregúntale a tu útero:

➤ ¿Qué necesita?
➤ ¿Qué es lo que te queda de las experiencias sexuales vividas con anterioridad?

Quizás eso que tú sientes que necesita liberarse se manifieste y te venga alguna memoria, quizás te llegue alguna situación de alguna expareja y, probablemente, te lleguen sensaciones; quizás rabia, alegría, o un sinfín de ellas. Transita eso, y a medida que lo vayas transitando, ve imaginando también cómo te va cayendo una lluvia, te va cayendo agua. Siéntelo con suficiente intensidad como para tener la percepción de que algo está transformándose. Ve profundizando. Deja la mente a un lado y experimenta. Si alguien gana al ir dejando ir sus emociones retenidas eres tú, aunque como consecuencia todas las otras personas también se verán beneficiadas.

Meditación para el útero

Ya sabes que el útero es un espacio sagrado donde tú puedes ir cocreando. Recomiendo el siguiente ejercicio, especialmente cuando estés en una época de:

➤ Bloqueo profesional y/o creativo.
➤ Desconexión contigo misma como mujer.
➤ No saber muy bien qué hacer, ni hacia dónde dirigirte, ni cómo.
➤ Necesidad de entender a un nivel más profundo el lenguaje de tu cuerpo o deseo de conocerte más.
➤ Estar comenzando una nueva relación o en un periodo en el que sientes que has de limpiar restos de las anteriores experiencias.

Tómate un tiempo para hacer el siguiente ejercicio. Puedes estar sentada o tumbada:

Siente tu corazón y conecta con tus sueños, tus deseos, tus proyectos, tus anhelos más profundos y reales. Deja la codicia, la avaricia, el ego a un lado y conecta con tus verdaderos propósitos internos de vida. Quizás son proyectos grandes, pero quizás es aprender a dibujar o crear espacio en tu vida para caminar a diario una hora. Es decir, todo es valioso, sin comparaciones, ya que es la mente la que atribuye el valor, pero para el corazón la medida va en relación al grado de coherencia con el interior. Así que desde esa coherencia, conecta con tu interior.

Ve sentándote como te sea cómodo, con las piernas cruzadas, en la posición de loto o como consideres. Ve conectándote con tu útero y en general con la base de tu cuerpo. También el hombre lo puede realizar conectando con esa zona de su bajo vientre.

Lentamente ve poniendo tus manos en esa zona para profundizar en el contacto hasta que, una vez que lo tengas ya bien presente, pongas tus manos con las palmas hacia abajo, hacia la rodilla, ya que vamos a hacer un pequeño movimiento.

Siente en tu útero todos esos propósitos, proyectos, sueños, ilusiones. Ve conectando con el principio femenino, el origen, el inicio. Ve alineándote con ese principio que no tiene una forma concreta; es tan ilimitado como puedas imaginar, así que más que pensar… siente. Visualiza cómo ese principio femenino impregna todo lo que en tu útero reside, a modo físico y anatómico, pero también a modo simbólico. Lentamente ve haciendo rotaciones, pero muy muy despacio; comienza por ejemplo hacia la izquierda, muy lentamente. A medida que haces ese milimétrico movimiento siente como todos esos sueños y proyectos van moviéndose, puesto que, simbólicamente, están ahí. Sigue ese movimiento en rotación ahora hacia la derecha. Ve primero en una dirección y luego hacia otra. Ve muy lentamente incluyendo la consciencia para que no se quede simplemente en un movimiento físico.

A medida que vas haciendo los movimientos, ve entrando un poco más en ti, un poco más en quién eres tú en ese momento. Conócete a través de la conexión con tu útero.

Este ejercicio te aportará la posibilidad de que te concedas un tiempo en el sentido de pararte para escucharte y para sentirte, no infravalorarte. Cuando no terminas de entender o de sentir lo que estás sintiendo, si es importante para tu crecimiento, eso continuará en tu vida hasta que lo escuches. Cada vez irá haciéndose más grande para que lo puedas observar. Saldrá por algún sitio, a través del cuerpo, de una crisis, de algo inesperado… Básicamente algo que capte tu atención hasta que lo atiendas.

Finaliza haciendo un ligero masaje en la zona de tus ovarios. Puedes comenzar por el izquierdo o por el derecho, pero también puedes comenzar por los dos a la vez. Impregna tus manos de aceite y masajea a tu ritmo y antojo añadiendo una actitud de receptividad para que te llegue lo que sea necesario en ese momento.

La vulva también se masajea: masaje genital

«Cuando toques el cuerpo de una persona, llénate de plegaria,
como si el mismo Dios estuviera allí y tú tan solo lo estuvieras sirviendo.
Fluye con la energía.»

Osho

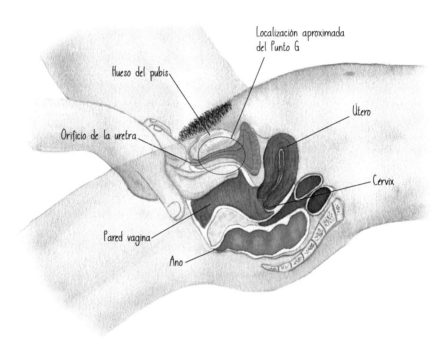

Localización aproximada del Punto G

Hueso del pubis

Útero

Orificio de la uretra

Cérvix

Pared vagina

Ano

Hoy en día hay muchas mujeres que desean eyacular. Sí, tú también puedes eyacular, puesto que los hombres lo hacen de un modo y las mujeres de otro. Pero no todas las mujeres chorrean como puedes haber escuchado o visto en algunos videos de internet. Algunas sí que lo hacen y llenan toda la cama con su líquido, que les nace de forma natural. Pero también actualmente hay mujeres obsesionadas por ver cómo sale un chorro de entre sus piernas o sintiéndose menos si no lo hacen y, repito, eso no siempre sucede. Y volvemos a lo mismo. ¿Se está convirtiendo ahora en otra meta a alcanzar por alguna de esas mujeres? La eyaculación femenina puede conseguirse friccionando ese punto señalado en la imagen anterior. Hay una gran diferencia entre friccionar ese punto o cualquier otro que te produzca placer de forma directa, o como si fueran interruptores a dejar que el placer te llegue, te inunde y emanes ondas de placer. Hay una gran diferencia entre lo que es natural y lo que es provocado. Puedes elegir lo que quieras, pero observa qué te hace querer alcanzar ese «chorro» y si te es fácil permitir que «el grifo se abra» de forma natural o si, por el contrario, solo lo consigues de una determinada manera. Además ¿sabes que hay muchas mujeres que no eyaculan y no sucede absolutamente nada? Ponle atención a las modas y el precio que pagas, si lo pagas, por formar parte de ellas. Al igual que hay mujeres que sí lo hacen y lo viven con vergüenza, estrés o culpa. Y de nuevo te recuerdo: todo lo que nace de ti de forma natural es digno de honrar.

Enlazo esto con el modo de hacer el amor. Habitualmente una sabe lo que le «pone», le excita, le funciona. Cuando comienzas a mantener relaciones sexuales con alguien, sueles experimentar cosas nuevas. Exploras, te abres. Eso es genial. Sin embargo, no es lo mismo cuando vas acomodándote a lo que sabes que te gusta y te funciona. A veces vas a lo que vas, pero también te pierdes el explorar cosas nuevas, formas nuevas, experiencias que pueden abrir aún más tu zona de placer o sensorial además de la emocional.

Pues bien, de Oriente procede el masaje genital (lo cual no es masturbación genital). Y de eso es de lo que vamos a hablar. Se trata de que sepas que puedes masajearte tus genitales. Seas hombre o mujer.

Quizás te apetezca masajearte con anterioridad los pechos, los ovarios… o quizás no. Lo ideal es abrirte primero sensorial y emocionalmente para luego ir llegando a la zona de la vulva. Incluye también las piernas y los glúteos antes de llegar a la vulva. La vulva, y mucho más la vagina, necesitan tiempo.

Una vez que ya has definido tu espacio, desnuda esa parte de tu cuerpo y conéctate contigo. Cuando lo sientas, aplícate un aceite base en tus manos o en la zona de tu monte de Venus. Ve tomando consciencia de esa zona y de todo lo que representa para ti. Puedes poner una intención antes de comenzar con el masaje. Ve sintiendo qué hay en esa zona en ese momento. Qué se encuentra acumulado ahí. Qué necesita más movimiento y qué está bien tal y como está.

Ve a tu ritmo. Con calma. En paz.

Es importante que hidrates tu vulva con frecuencia para que no se vea tensionada por tus dedos, pero también es muy importante (mucho más incluso que en los otros casos) que el aceite que utilices sea bueno en cuanto a cualidades, que tus manos estén limpias y tus uñas cortadas. Este espacio y forma de contacto contigo te ayudará también cuando estés estresada o cuando necesites conectarte contigo misma. Seguro que a nivel emocional también sentirás cómo hay cosas que van moviéndose dentro de ti.

Ve abriendo tu corazón y sintiendo. Puede ser que en base a tu intención te lleguen unas cosas u otras. Quizás memorias de esta vida pero quizás también te lleguen memorias que no entiendes. No juzgues nada. Ni siquiera hace falta que lo entiendas. Lo importante es que se libere lo que sea necesario, y para ello el cuerpo es la mejor puerta que tienes siempre. Que tu mente no pretenda saber demasiado. Permite que esa zona no sea solo un trozo más de tu cuerpo. No, no es un trozo, ni siquiera una parte. Es mucho más que eso. Ahí hay muchas experiencias acumuladas, y al igual que hay muchas memorias, también hay mucho potencial.

A través de masajearse esa zona, hay mujeres que han recordado cosas verdaderamente importantes para sus vidas que antes no recordaban. Al igual que yo tuve esos *flashes* del abuso que había vivido, he visto a muchas mujeres tener *flashes* de experiencias que les han condicionado la vida. Algunas no eran ni siquiera conscientes de ello. Recuerdo a una mujer que revivió todo el dolor no expresado del aborto involuntario de un niño que engendraba. Cuando recuperas la información, recuperas parte de tu vida. La información es poder. En este caso, es poder personal, y nunca mejor dicho. Cuando recuperas una información puede cambiarte la vida, como me sucedió a mí. Esto también les sucede a los hombres. Puedo recordar a un hombre que recordó que su vecino había abusado de él. Su cara estaba pálida y él en estado de *shock*. Todo su mundo cambió, pero su vida también se transformó a mejor.

Volviendo al masaje, no estoy hablando de un masaje sexual, aunque estás movilizando tu energía sexual y tu zona genital. Esto no es una masturbación ni pretende serlo. La finalidad es ayudarte a liberar cargas, soltar enganches y ayudarte a que vivas en plenitud, porque cuando algo se libera, una gran puerta se abre. La energía sexual es de las más poderosas que existen, por ello has de comprender su importancia en tu vida.

Ve sintiendo tus labios externos. Siente su tacto, su forma. Explora con tus dedos, con tus manos. Explora también tu vello púbico. Su textura, su cantidad, su grosor. Deja que tus manos te guíen en qué necesita de ti en ese momento toda esa parte genital. Ve con calma. Sin prisas. Y cuando ya lleves un buen rato, adéntrate en la parte interior de los labios. Aprecia sus diferencias.

Si encuentras algún punto donde sientas que debes parar, para y recibe información. Poco a poco ve llegando al clítoris. Siente la zona del glande (lo que se ve) pero ve siguiendo su recorrido, como por ejemplo, los labios. Recorre también la zona de alrededor de la uretra y la vagina (la entrada a ella). Ve recibiendo, además de las sensaciones, la información que te llegue desde esa zona de ti misma, tu zona genital. Es como si abrieras una puerta que le diera permiso a esa parte para comunicarse contigo. Dale el valor que tiene. Seguro que es importante para ti.

Si deseas tocarte o sentir tu propio clítoris, hazlo. Mi recomendación es que primero toques toda la zona de alrededor, y además que lo hagas olvidándote de los cánones publicitarios, así como de los pornográficos que a todas (y todos) nos han mostrado el camino (tan alejado del verdadero sexo y amor conectado con el corazón y espiritualidad). Explórate cambiando ritmos, formas, momentos...

Cuando ya te hayas tocado, acariciado y explorado mucho toda esa zona, comienza muy lentamente a ir adentrándote en tu interior. Ahí puedes pasar horas explorando tu interior, las paredes de tu vagina, la temperatura, la humedad, la forma, las sensaciones, las emociones. Si te conectas con tu interior mientras realizas esto que estoy proponiéndote, muy probablemente vas a sentir distintas emociones que te harán llorar, reír, recordar, sentir distintas cosas en distintos momentos. Permite que tu mente no intervenga y simplemente permite que suceda lo que tenga que suceder, sin comprender. Tu cuerpo sabe más que tú.

En la ilustración vas a ver un punto señalado por un círculo ovalado. Sería lo que se dice ser el punto G, pero también es el llamado punto sagrado. Si sigues la localización de ese punto dentro de ti y vas introduciendo tu dedo en tu vagina, sentirás que hay un espacio distinto en esa zona. Sobresale un poco más. Se podría decir que relativamente está a la altura de la parte visible del clítoris pero por detrás. Por la longitud, habitualmente se tiende a explorar esa zona con el dedo corazón. Ve ahí y párate. Siente. Si quieres, vas a poder experimentar algo realmente hermoso. Con mucho cariño deja reposar la yema del dedo ahí. Vas a sentir en tu dedo el latido de tu corazón. El pulso de tu cuerpo. El pulso de tu vida. El pulso de la vida que late y late no solo ahí fuera; también dentro de ti. Tú eres la vida. Cuando sientas ese pulso, párate ahí y siente que la vida eres tú. Siente como, efectivamente, desde tus genitales puedes sentir tu corazón. Ve intensificando el sentir de esa conexión a través de ese latido. Latido que late y conecta genitales y corazón. Localiza ese punto y mantén ahí tu atención. Haz una ligera meditación tan sencilla como sentir la conexión entre tus genitales y tu corazón. Dedícate únicamente a sentir y a abrir tu corazón. Deja que te lleguen a oleadas las sensaciones y te sanen por sí solas desde el amor y la calidez. Permítete ir conectando a un nivel mucho más profundo tu zona genital con tu corazón.

Esto también puedes hacerlo en pareja. Podrías seguir los mismos pasos, aunque incluyendo algunas pautas que leerás a continuación. Elige a alguien con quien estés en confianza realmente y que sepa acompañarte, así como cuidarte, además de, por supuesto, acompañarte y cuidarte tú. Tu ritmo aquí es lo importante. Son experiencias diferentes, ni mejores ni peores; ninguna es mejor que la otra y a su vez cada una puede aportarte algo muy particular.

Será importante:

➤ Mantener el contacto visual todo el tiempo.
➤ Pedir permiso para entrar y respetar absolutamente el tiempo de la persona que recibe, la cual ha de ser honesta.
➤ No pretender nada, por parte de quien realiza el masaje genital ni preferiblemente por quien lo recibe. Es un acto de servicio por parte de quien lo realiza, es decir, se trata de dar, no de recibir. Se ha de mantener la plena presencia, en apoyo, respeto y amabilidad. No es una masturbación; es un acto de liberación y trascendencia personal.

Ya sea que lo hayas hecho de manera individual o en pareja, tómate el tiempo para ir concluyendo cuando sientas. Muy poco a poco. Saca tu dedo con muchísima suavidad. Milímetro a milímetro. Lentamente. Así tendrían que ser también las relaciones sexuales. Esa suavidad no solo llega a la vagina, también llegará a tu corazón y te abrirás.

Acaricia la vulva, acaricia los labios genitales, las piernas, los pechos, el cabello, las manos, y ve volviendo a ti muy lentamente. Descansa. Bebe agua y toma alguna fruta para ir volviendo al presente.

Arte y vagina

Dado que todo lo femenino está vinculado con el arte y la creatividad, me gustaría darle un espacio en el libro al vínculo que quizás encontremos entre la naturaleza y la vulva o el principio femenino, pero también señalar la importancia de ver más allá. En muchas ocasiones observamos las cosas de modo superficial, olvidándonos de que puede existir mucho más. Mi llamado es hacia ver más allá de lo que a simple vista observes en tu vulva, pero en general es a que veamos más allá de lo que vemos habitualmente, de que profundicemos añadiéndole consciencia a todo lo que está a nuestro alrededor. Por eso en este capítulo nos ayudaremos de la historia, la naturaleza y el arte, porque son aspectos completamente accesibles y donde la genitalidad femenina también tiene mucho que aportar.

Con la intención de conocer algo más de nuestros antepasados, cada vez que puedo, me sumerjo en lugares en los que hay dólmenes, cuevas y asentamientos donde se veneraba a un poder superior. Existen hallazgos que manifiestan el hecho de que nuestros antepasados a veces dibujaban la forma de la vagina (vulva) a modo de pinturas rupestres. Por más que se nos intente olvidar, al indagar un poco en la historia podremos comprobar que lo femenino fue muy honrado y venerado o, como mínimo, la genitalidad femenina fue visibilizada.

Tal y como afirman Javier Angulo Cuesta y Marcos García-Díez en *Imágenes de la genitalidad y la sexualidad femenina en los albores de la humanidad*:

«Hace unos 34.000 años, en fases tempranas del Paleolítico superior, aparecen las primeras representaciones femeninas. La representación humana en estos grupos nómadas, cuya subsistencia se basaba en la caza, pesca y recolección de frutos silvestres, es escasa. A pesar de ello las imágenes femeninas son las más frecuentes y definidas».

En España somos afortunados, porque existen lugares maravillosos. Hay un lugar bien relevante en referencia a esta temática como es el Centro de Arte Rupestre Tito Bustillo. Allí se halla el Camarín de las Vulvas, el cual, y tal y como citan en su página web, es uno de los conjuntos más emblemáticos de Tito Bustillo y el primero en ser visto por los descubridores de la cueva. En un período aproximado de entre quince mil y once mil años fue ocupada por nuestros antecedentes prehistóricos. Esta cueva está declarada Patrimonio Mundial por la Unesco.

Este conjunto se localiza en una pequeña cámara de la pared de la Galería y a varios metros de altura sobre el suelo. En ese lugar se encuentra, junto a agrupaciones de puntos y trazos lineales en rojo, un expresivo conjunto de representaciones vulvares, una de las cuales se incluye dentro de un perfil humano. No existe nada similar en ninguna otra cueva. Las vulvas aparecen todas en tonos rojizos y con diferentes formas. En general, el ocre y el rojo se vinculan con las representaciones vaginales al simbolizar el ciclo menstrual y la reproducción.

Estas representaciones se asignaron inicialmente a momentos magdalenienses. Actualmente y en función de paralelos formales y estilísticos, se les atribuye una cronología anterior, en momentos antiguos del Paleolítico superior.

Además, se destaca la singularidad del espacio en el que se encuentran, apartado y recogido, lo que le confiere un carácter muy evocador y fuertemente simbólico. Estas representaciones muestran paralelismos con otras similares del área cantábrica (La Lluera II, Micolón, El Castillo) y del suroeste francés (Angles Sur-Anglin, Abri du Poisson, La Ferrassie).

Algo también sumamente destacable de ese lugar es la Galería de los Antropomorfos. Allí existe una bandera (denominación geológica), que es una estalactita muy fina, en cuyas caras los prehistóricos dibujaron una figura masculina y en la otra una femenina. Lo curioso es que al ser translúcida, cuando incide la luz en una de esas dos caras, ambos antropomorfos se fusionan. No se vieron en 1968 cuando se descubrió la cueva, sino que fue posteriormente.

En el valle de Vézère, en Dordoña (Francia) existen muchas cuevas decoradas. De hecho, en 1979 algunos yacimientos fueron declarados Patrimonio de la Humanidad por la Unesco. Una en concreto, Abri Castanet, es muy especial. Está en la comuna de Sergeac, municipio de Vallon de Castel Merle, y se descubrió en 1911. Allí se encontraron unas de las representaciones más antiguas de la vagina, puesto que estamos hablando del período Auriñaciense, es decir, de hace unos treinta y siete mil años. En 2007 se investigó en profundidad uno de los bloques de piedra de la época, de 1,5 toneladas, donde se hallaron dibujos grabados y ocre rojo. Las figuras estaban directamente encima de los restos arqueológicos. Hay que subrayar cinco imágenes grabadas similares a círculos, interpretadas como vulvas.

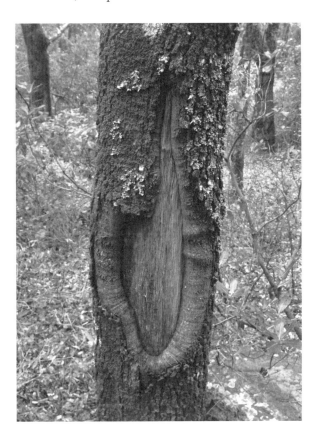

No siempre he visto la sexualidad como la veo hoy en día. ¿Cómo iba ni siquiera a pensar que observando a la Madre Tierra podría ver la manifestación de lo femenino en relieves como el tronco de un árbol? Un día una amiga me lo dijo y me pareció una tontería, pero lo cierto es que solo tienes que salir a la naturaleza para comenzar a ver vulvas por todos los lugares. Mi pareja en muchas ocasiones se ríe, porque voy haciendo fotos por todos sitios: árboles, piedras, plantas… Es la manifestación del principio femenino que reside en todos los lugares, que está ahí, disponible para quien desee apreciarlo.

No solo en los árboles puedes encontrarlo, también en las montañas, en las cuevas, en las fisuras que a veces se realizan en las piedras. Sí, allá donde hay una silueta semejante a una vulva, allá está el recuerdo de que existe el principio femenino. Sí, se ven. Solo necesitas observarlas y verás cómo las comienzas a ver a modo natural por muchos lugares. Es la manifestación de que hay ciertas cosas que por mucho que se quieran apartar, están ahí, siempre retornarán. Es la manifestación de lo que siempre ha sido y será: el principio femenino.

Un lugar especial es la cueva de Noctiluca, en el Rincón de la Victoria (Málaga). Allí he tenido la gran suerte de realizar algunas meditaciones guiadas. Es una de las tres únicas cuevas de origen marino que se conocen en el mundo. Existe una más en Asia y otra en América. En su interior se encuentra una representación y recuerdo del culto a la diosa fenicia Noctiluca. Ella ha sido el punto de origen, según afirman algunos profesionales, de la materia, del nombre de Málaga, del fenicio Malaka (reina). Hay quien dice que ella era la diosa reinante hasta la cristianización, cuando pasó a llamarse María o, algunos dicen, Virgen del Carmen. «Nocti» significa noche y «luca», luna. Se dice que alumbra en las noches oscuras. Ella es la diosa de los ciclos, de la muerte y la vida, de los fluidos, la sangre, el flujo, la noche (y el día). En mis cartas *Los misterios de lo femenino para hombres y mujeres,* publicadas en el sello Kepler de la editorial Urano, hay una carta dedicada a ella. Es la carta «Renovación» y además es la imagen de la portada. En su cueva de origen terrestre y erosionada por agua dulce, el mar formó galerías propias de las cuevas submarinas, pero más tarde las filtraciones de agua dulce, al emerger la zona sobre el nivel del mar, formaron sus estalactitas y estalagmitas típicas.

Tal y como se afirma en la página web del ayuntamiento del Rincón de la Victoria, en la cueva encontraremos el que fue el templo dedicado a la diosa lunar mediterránea Noctiluca. A sus pies existe un altar bicorne donde se hallaron diferentes restos de cenizas pertenecientes a animales. Se trata de un betilo de roca, es decir, que la formación pétrea no fue tallada por la mano del hombre, sino por la naturaleza, y luego sí fue utilizada por el hombre como lugar de manifestación de la deidad, y lugar de culto, práctica aún en uso en pueblos primitivos actuales y muy común en la antigüedad.

Rufo Festo Avieno, poeta del siglo IV, dejó relatadas en su *Ora Marítima* sus experiencias investigadoras acerca de las costas de la península Ibérica. De ellas, en lo que atañe a Málaga, destacan sus referencias al santuario de Noctiluca en la *Malaka tarressia,* cuya descripción viene a coincidir con la cueva del Tesoro. El tal templo estaba dedicado a la luna diosa mediterránea Noctiluca (la que luce en la oscuridad).

Existen altares destinados a la Gran Diosa Blanca del Mediterráneo, que recibió culto desde la Prehistoria y hasta la época de Historia Antigua en toda la cuenca del Mediterráneo, como han estudiado entre otros, Robert Graves, Mircea Eliade, Campbell, y los prehistoriadores en su conjunto. Algunos de estos estudiosos conectan las costas andaluzas directamente con Creta, y la España de la época tartesia con Fenicia y con Israel: en la *Historia de Salomón,* en el siglo x a.C., ya se citan en el Antiguo Testamento las naves de Tarsis, o sea, Tartesos, que llevaban plata y otros metales preciosos a la corte del rey judío, hijo de David. Existen monedas fenicias del siglo vi-vii a.C. con la figuración de dicha diosa lunar y de naturaleza matriarcal. Varios autores clásicos griegos y latinos citan tres grandes santuarios en las costas andaluzas, de Almería a Cádiz: el del Cabo de Gata, dedicado a Venus Marina; el de Gadir o Cádiz, dedicado a Melkart o Hércules (que son un mismo ente mítico, con nombres en fenicio: Melkart, o latino: Hércules); y entre ambos, a media distancia, el santuario lunar de Noctiluca, situado en las costas malagueñas.

Siguiendo en la zona de Málaga, pero ahora en Antequera, existen también dólmenes prehistóricos, y se dice que uno de ellos se asemeja al útero. El recinto de Tholos de El Romeral es del 1900-1800 a.C., dentro del período del Calcolítico medio o final. Se dice que su destino era el de lugar de depósito de ofrendas a los muertos. Sea lo que sea, a mí me parece como entrar dentro del silencio de la Madre Tierra y sentir su voz más íntima y profunda, como si del útero se tratara. Invito a todas las mujeres que sientan que hay algo que sanar con su feminidad, con la relación con su madre, con su relación como madres (de hijos biológicos, adoptivos, o de proyectos, etc.) a entrar en alguna cueva subterránea, temazcal, dolmen cubierto y hacer algún trabajo personal donde sentirse dentro de ese útero universal. De esto son muy conocedoras la cultura mexicana y la azteca, así como otras de esa parte de la Madre Tierra. Cada vez que voy a países como México o Argentina, me fascina más la profundidad que tiene su cultura. Son personas con profundas raíces, y siempre que he vuelto de estar con ellos he sentido mi corazón más expandido y abierto.

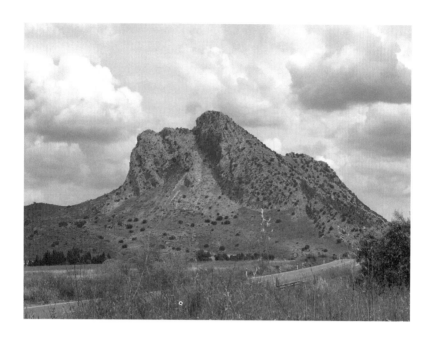

La diosa y el indio

También en Antequera se sitúan los dólmenes de Viera y Menga que, junto con el Torcal y el Romeral, fueron nombrados Patrimonio de la Humanidad. La Peña es una montaña donde se dice que, además de la leyenda de los enamorados, su forma representa a un indio, pero también hay quien le atribuye la forma a una mujer durmiente. Uno de los dólmenes mira hacia ella (algo nada habitual) y otro mira hacia el Torcal (tampoco habitual). Esto es inusual porque la gran mayoría de los dólmenes suelen seguir otro tipo de criterios en lo que se refiere al eje de su localización. Suelen estar alineados con la salida del sol en el amanecer (como sucede en el amanecer de los equinoccios en Viera). Sea como sea, en casi todas las culturas hay simbología con el principio femenino, pero también con el masculino. En ocasiones esa atribución se realiza por la forma genital. Por ejemplo, en Tailandia existe un lugar donde se hallan dos rocas denominadas Abuelo-Abuela, una de ellas forma un gran falo (principio masculino), la otra, una gran vulva (principio femenino). Cientos de personas acuden a venerar ese lugar. Recuerdo que cuando estuve allí, y al realizar un trabajo personal en ambos lugares, deseaba que el tiempo no pasase y poder permanecer allí, durante horas, días o semanas.

Estas rocas están situadas en la playa de Lamai. Su nombre real es Hin Ta (Ta = abuelo) y Hin Yai (Yai = abuela). La leyenda cuenta que un señor mayor y una señora mayor tenían un hijo. Cuando este alcanzó la mayoría de edad, con la intención de hablar con la familia de la que sería la mujer de su hijo, decidieron zarpar rumbo a la isla cercana donde residían. Sin embargo, una gran tormenta se desató y no pudieron salir al mar abierto aunque ya habían comenzado su viaje. El barco en el que iban se hundió y no pudieron llegar a la orilla con vida. Se dice que se convirtieron en rocas para demostrar a los padres de la novia la pureza de sus intenciones.

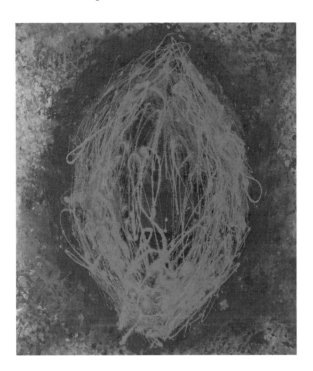

Como decía al inicio, lo artístico se relaciona con el principio femenino. Esto no quiere decir que esta cualidad esté solo en las mujeres; en absoluto. El principio femenino está en todos y todas, así como el masculino. Cuando estás conectada con lo artístico, estás trabajando tu femenino, y por eso es tan necesario para la mujer encontrar espacios y momentos para crear. No hace falta que seas una profesional, pero sí puedes explorar esas cualidades en ti.

Un artista ama su obra. Es como el amor femenino. Recuerdo el día en que Liliana Angela Grassi y yo nos conocimos. Casi desde el inicio, ella me dijo que tenía una obra creada desde hacía tiempo y que era yo la persona que estaba esperando, pues solo quería ponerla en manos de alguien que verdaderamente la apreciara.

Liliana estuvo atesorando su obra, dándole valor, amor, calor, siendo respetuosa con ella hasta que sintió que era el momento de mostrarla. Pudo hacer todo eso porque estaba en contacto tanto con la obra como con ella misma. Esa capacidad intuitiva propia de los artistas es una cualidad femenina. Es un sentir. No es un pensar. Es una entrega hacia esa obra que nacerá a través de una misma, aunque la obra es en sí misma. Es una rendición a eso que debe ser y un acto de humildad al permitir esa materialización con la menor intervención de la mente posible. ¿Y si nos aplicamos todo eso a nosotras mismas? Qué hermoso sería, ¿verdad? Pues es posible. Hazlo. Aplícalo a tus proyectos. A tus sueños. A lo que ya tienes materializado. Siente cada cosa que realices. Siéntete a ti misma en cada momento y todo será perfecto.

Toda persona tiene infinitas capacidades artísticas. De hecho, aquí y ahora, tú eres la artista de tu vida. Si aplicas a tu vida esos principios de la cualidad femenina que he comentado, antes permitirás que se materialice lo mejor de ella, lo mejor de ti. Será el principio femenino actuando a través de tus manos, tus pechos, tus actos, tus palabras. El principio masculino también es sumamente importante. Es la perseverancia, es la constancia, es la presencia, es el caminar. Todo ello es igualmente necesario. De hecho, conocer ambos principios podrá ayudarte a saber cuándo aplicar uno u otro y cuándo ambos.

Tómate el tiempo para conectarte tanto con tus pechos como con tu vulva y con tu vagina, y dibuja esas zonas de tu cuerpo.

Conéctate desde el corazón. No es necesario que dibujes desde lo estético, no hablo de eso.

Dibuja lo que te venga, permíteles su expresión, permíteles que se liberen y que puedan simplemente ser. Permíteles que sientan tu reconocimiento, tu tiempo, tu presencia, tu atención.

Permíteles sentirte a través de lo lúdico, el arte y la expresión. Sin juicios. Desde tu libertad. No te frenes. Al contrario; apóyate y dale rienda suelta a tu ser.

Si puedes haz este ejercicio con tus amigas o mujeres de la familia. Cuando las mujeres se reúnen emergen realidades ocultas que necesitan ser protagonistas para ser visibilizadas. Si el motivo es crear juntas, ser artistas desde el fluir y la presencia y sencillamente compartir, puede que se propicie una gran transformación conjunta por el simple hecho de dar rienda suelta a lo que habitualmente está contenido.

Así que recuerda que eres un o una artista capaz de observar la belleza en todo y en todos, de observar lo femenino incluso en los árboles y en la vida, de transformar lo que te asusta en tus mayores trampolines. Ya no tienes excusas. Ya sabes que tu vida es tu obra y tú eres su artista.

Tu vulva es bendita

¿Qué hubiese sucedido si desde que naciste hubieses ido recibiendo una educación que atribuyese valor a tu cuerpo, a tu sexualidad y a tus genitales tal y como son?

¿Cómo hubiese sido tu vida si tu madre, tu abuela, tus tías, tus primas y todas las mujeres de referencia se hubieran venerado a sí mismas, así como a otras mujeres de verdad y desde el corazón?

Siempre he visto y veo a mi alrededor mujeres luchando: por sobrevivir, por un trabajo mejor, por sacar a sus hijos adelante, por encontrar la pareja adecuada, por salvar el matrimonio, por terminar con nota la carrera de su vida, por ser más que la supuesta amiga, por… Esto es olvidarse de sí mismas. Somos mucho más que eso. Imagino cómo hubiese sido mi vida si mi madre se hubiese amado a sí misma desde el principio y al cien por cien. ¡Qué maravilla! ¡Cuántas cosas no hubiese tenido que trascender, porque el aprendizaje ya me habría llegado a través de mi madre! Ahora me imagino a mi abuela en la misma situación y pienso en cómo hubiese sido la vida de mi madre… ¡Cuánto sufrimiento se hubiese ahorrado! Y por supuesto, yo también. Lo pienso y me da alivio. Pues sí, por ello, dado que hacia atrás no se puede ir, es importante que te ames a ti misma, que yo me ame a mí misma, que toda mujer se ame a sí misma al cien por cien y en todas las situaciones, formas, lugares y edades. Para ayudar a que esta consciencia se integre en nuestras mentes y vidas he escrito *Tu vagina habla*. Necesitamos recordar, recuperar o incluso ser pioneras en algo que aún no hemos vivido la mayoría de nosotras; pero que sabemos que existe. Es el momento, y todas somos necesarias. Sé generosa y colabora en que todas las mujeres de tu entorno se amen a sí mismas al cien por cien. Para ello no puedes ir con el dedo señalando; para ello has de amarte tú, y el resto de mujeres se irá acercando y de algún modo «contagiando». La Diosa es una pieza clave para ello.

Conozco a personas que tienen en sus hogares un altar en el que adoran a dioses y santos. También conozco a gente que tiene en sus hogares un altar con una foto de sí mismos para que el dios en el que creen (conozco a gente de muchas religiones diversas) les cuide y proteja. Pero también conozco a otras personas que tienen sus fotos en los altares, no para pedir a un dios por ellas, sino para recordarse a ellos y ellas que están ahí y que en lugar de esperar veneración desde fuera han de abrirse verdaderamente a sí mismos. Enamórate de ti. No desde el ego y sí desde el corazón. Todo es posible y todo es válido, porque todos somos diversos. Son opciones que quizás amplían tu universo para que te reconozcas y te valores.

Igualmente, cuando un hombre es consciente de su masculinidad y se venera como lo que merece, ese hombre puede aportar mucha claridad y lucidez en su entorno. De hecho, en lugar de abusar o de mostrar un masculino hambriento de sexo, fuera de control y con sed de deseos mentales, lo que muestra es un masculino centrado que goza de la sexualidad de un modo consciente. Es decir, es él quien libremente elige cómo, cuándo y de qué manera materializar su propio ser a través de su sexualidad. Ese tipo de hombres son urgentemente necesarios, y cuando estén en tu vida los reconocerás, porque no te manipularán, pero sí que te apoyarán para que muestres lo mejor de ti. No te venerarán de un modo superficial o egoico (sea para tu ego o para el suyo), sino que te reconocerán y te harán recordar que no eres una simple mujer que ha venido a este mundo a sobrevivir, que mereces mucho más, al igual que él. Ese hombre no te hará sentir más o menos que nadie, pero sí sabrá que eres única en un mundo lleno de muchas más mujeres también únicas. Esos hombres también ayudan a recordarles todo esto a sus compañeros. Esos hombres ya no miran un cuerpo viendo simplemente el polvo o la carne, esos hombres van más allá y ven la belleza suprema en el cuerpo femenino. Saben que han de ir con tacto y respeto, ni siquiera lo hacen por la otra persona, lo hacen porque ellos ya no pueden más que aportar una nueva mirada al cuerpo y a la sabiduría femenina, y saben que ellos también son únicos y solo desean colaborar en lo que, tanto ellos como los demás, nos merecemos. Y eso siempre es algo elevado, puro, auténtico, consciente, dulce y sagrado.

Ya hemos hecho un recorrido anatómico por la majestuosidad de algunas partes del cuerpo femenino. Ya lo hemos explorado con las manos y la mirada del amor. Ahora nos adentraremos en algo más profundo aún, como es el simbolismo que también otras culturas ancestrales le han atribuido a esa zona tan importante de una mujer: su vulva. Daremos unas pinceladas, pero tú podrás explorar tanto como desees y sientas.

Yoni

«Yoni» es una palabra sánscrita que alude a la zona de la vulva y significa: origen, puerta, fuente, útero del mundo, centro del poder femenino, vulva, lugar sagrado. El loto es un símbolo asiático que representa el inicio de la vida que florece y se relaciona con el *yoni* cósmico. Hay quien dice el *yoni*, y a mí personalmente me gusta decir la *yoni*. En España y en muchos países el clítoris es una palabra de género masculino, precedida del artículo «el». Viajo mucho a Italia y me encanta cuando decimos «la clitoride» porque allí es un nombre femenino.

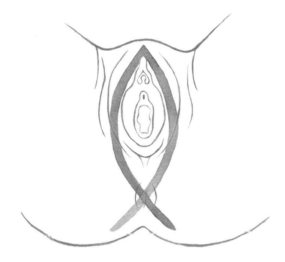

Yoni y **vejiga del pez**

Vesica piscis y la vejiga del pez

«La vejiga del pez» siempre se ha asociado con un símbolo genital femenino y con el *yoni* o vulva. Simbólicamente era como si el principio femenino alumbrara el mundo a través de su *yoni* además de a los dioses, a las creaciones, criaturas y todo lo que deseaba.

La *vesica piscis* conforma una figura al enlazarse dos círculos del mismo tamaño. Hay un espacio en forma de óvalo donde ambos confluyen. Esa es la zona en la que se asocia al pez. En Avalon (Glastonbury) existe un lugar llamado Challice Well (El pozo del cáliz) puedes ver la famosa *vesica piscis*. La *vesica piscis*, además de asociarse con el símbolo del pez, también sería una representación de la genitalidad femenina. En su libro *Diccionario de símbolos y objetos sagrados de la mujer*, Barbara G. Walker afirma que existe una simbología entre el pez y la fertilidad. También hay quien dice que se relaciona con la abundancia, ya que en la antigüedad, para los cristianos, el pez era símbolo de abundancia.

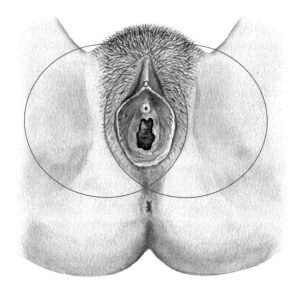

Yoni y *vesica piscis*

En el griego clásico a este símbolo se le denominaba *ichthys* —equivalente a lo que hoy llamamos «pez»—, pero en la antigüedad significó también «vientre».

La *vesica piscis* tiene una relación con la integración de la energía femenina y masculina, ya que cada uno de los dos círculos representaría un principio; el femenino o el masculino. También se asocia con el encuentro entre el espíritu y la materia.

Ahora que tienes esta visión de ti, además de todo lo que has ido leyendo a lo largo de las páginas, observa tu vulva y tus genitales. Hazlo con esta visión amplia de ver más allá de lo visible y sentir más allá de lo aparente.

➤ ¿Cómo se siente tu vulva siendo observada desde esta nueva mirada?
➤ Ábrete a sentir todo lo que has leído que significa la palabra «yoni» en tu *yoni*.

TE PROPONGO UN EJERCICIO

Toma cada una de las palabras anteriormente nombradas como significados de *«yoni»*: origen, puerta, fuente, útero del mundo, centro del poder femenino, vulva, lugar sagrado… y ve diciéndolas una a una y con voz suave mientras observas tu vulva con un espejo. Ve experimentando qué se produce en tu cuerpo y qué sensaciones te despierta. Añade también todas las palabras que consideres. Observa también los pensamientos que se te manifiestan y qué te evoca esta mirada de tu vulva.

Si estás en pareja o si tienes alguna amiga o amigo con quien te apetezca realizar este ejercicio, te propongo lo siguiente:

Encontraos en un espacio sagrado, creadlo. Incluso si lo haces a nivel individual, te propongo que dediques un tiempo a hacerlo. Hay a quienes les gusta abrir el espacio con un mantra. A continuación tienes el de *Los misterios de lo femenino para hombres y mujeres*®. Para recitarlo, os podríais situar uno frente al otro, pero si estás a solas puedes ponerte a ti misma delante o hacerlo directamente con tu vulva. Este es el mantra:

La luz que hay en mí, brilla con la luz que hay en ti.
La luz que hay en ti, brilla con la luz que hay en mí.
La luz que hay entre nosotros, brilla con la luz que hay en el mundo.
La luz que hay en el mundo, brilla con la luz que hay en nosotros.

Una vez que sintáis que es el momento, túmbate y, muy poco a poco, la otra persona se puede ir colocando frente a tu vulva en posición *namasté* (palmas de las manos unidas sobre el corazón).

Con mirada amable y pura, esa persona va diciendo una a una las distintas palabras y tú vas sintiendo qué te produce en tu interior. Puede ser que se te abran puertas internas que te lleven a espacios olvidados y a grandes revelaciones.

Puedes concluir con el mantra de nuevo.

Mandorla

«Mandorla» significa «almendra». La mandorla se ha asociado mucho con la aureola que tienen las vírgenes alrededor como halo o aura. También se ha relacionado mucho con la *vesica piscis* como parte integrante dentro de la misma, en el lugar donde convergen los dos círculos, pero también como parte del símbolo del pez. Siempre se ha vinculado con la maternidad. Tal y como cita Cirlot en *A Dictionary of Symbols* (New York: Philosophical Library, 1962), los místicos cristianos redefinieron la mandorla como los arcos de dos símbolos; el izquierdo como la materia principal y el derecho como el espíritu masculino.

El principio femenino

En la tradición hindú se ha asociado la *yoni* a la divinidad en la mujer. Por ello, honrar esa zona es algo común en ellos. Sin embargo, en Occidente hemos disociado el cuerpo de lo sagrado. Más bien la forma de relación hacia el cuerpo ha sido desde la inconsciencia o la prevención a enfermedades. Se nos ha olvidado el placer de lo orgásmico y nos hemos centrado en el orgasmo.

Ser honrada y honrar es uno de los mayores regalos de la vida. La mirada cambia por completo cuando pasas de ver a alguien o algo a cuando comienzas a honrar a ese alguien o a eso que ves. Igualmente existe una cualidad diferente cuando estás siendo honrada a cuando la otra persona se está sencillamente relacionando contigo. Con honrar no me refiero a grandes y místicos rituales (los cuales pueden hacerse). Por honrar entiendo una actitud que concede a todo una cualidad diversa. Existe una receptividad, es decir, estás recibiendo a la otra persona. Cuando das un paso más, tomas consciencia a un nivel interno, no solo mental, de que el otro eres tú.

Ahora vamos a dar un paso más y vamos a localizar en la vulva femenina la visión simbólica del principio femenino. Para hacerla más fácil para ti, querida lectora, hemos obviado el vello y le hemos un dado un tono rosado del que emane la calidez y suavidad que pretendemos. Sin embargo, puedes imaginártela llena de vello, más rojiza, más oscura, más blanquecina, de cualquier tono, puesto que igualmente seguiría siendo bella.

Una vez más toma tu compañero de viaje, el espejo, para pasar un tiempo contigo, y observa tu vulva de nuevo, pero en esta ocasión observa que donde está el redondito del clítoris (el glande o su parte visible) estaría el rostro de la diosa. Los labios internos serán su manto y los externos serán su mandorla, su aureola.

Seguro que desde que empezaste a leer este libro hasta ahora sientes que tu vulva está dejando de ser una simple parte de tu cuerpo para cobrar vida propia.

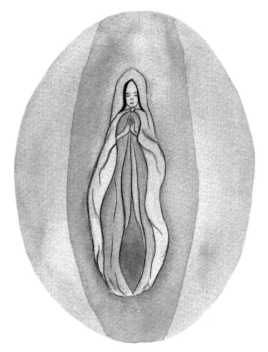

Ahora ya puedes incorporar una nueva mirada y entendimiento de tu vulva alejada de aquellas denominaciones «labios mayores o menores». Si te apetece, te ofrezco distintas propuestas para que puedas afianzar todo lo que estás leyendo en *Tu vagina habla* y así profundizar en ello:

➤ La imagen femenina que ves en la ilustración tiene las manos en posición *namasté*. Te propongo que ante el espejo observes tu vulva y hagas la posición *namasté* ante ella. Observa la imagen femenina aquí ilustrada pero en tu vulva. «Namasté», en sánscrito (lengua sagrada dentro del hinduismo), significa «te honro, te reverencio». Cuando hagas el gesto, ten conciencia de lo que estás haciendo.

➤ ¿Qué le dirías a ese principio femenino? Te propongo que le escribas una carta. Escríbela desde tu corazón. Ese principio femenino es tu vulva, y tu vulva eres tú. Una vez que la hayas escrito puedes leerte la carta observándote en el espejo y también a tu vulva. También se la puedes leer a tu vulva.

➤ Escríbete una lista de cosas bonitas que te hubiese gustado recibir. Ya sea mensajes hacia ti como mujer, como amante, como amiga… Como sientas, pero todo relacionado con tu vulva, tu cuerpo y tu sexualidad, para poco a poco ir diciéndotelo frente al espejo.

En todas estas propuestas es muy importante que estés en el corazón y en estado de recibir. Deja la mente a un lado y adéntrate en un estado de relajación. No es tan importante lo que haces como el cómo lo haces. Eso es lo que marca la diferencia. A veces las mujeres me dicen que prefieren cantarse las palabras, grabárselas y luego escucharlas, escribirse unas notas arriba del espejo para recordarse lo que se quieren decir. Hazlo a tu manera, porque se trata de que afloren nuevas partes y cualidades de ti. Para abrir y cerrar el espacio puedes hacer lo anteriormente expuesto en el apartado sobre la *vesica piscis* o como tú sientas.

Si estás con otra persona te propongo:

➤ Elegid quién se tumba. La otra persona que se sitúe en posición *namasté* honrando la vulva de quien está tumbada. Se trata de que quien esté sentada sostenga la mirada del amor hacia la vulva de la otra mujer. Quien esté tumbada vivirá muchas situaciones diversas. Algunas puede que sean hermosas y emotivas, otras puede que le evoquen cierta tristeza o vulnerabilidad. La mujer cuya vulva está siendo observada es la verdadera protagonista en ese momento. Por ello, sostener la energía amorosa dirigida hacia ella es muy importante. Como mínimo te propongo permanecer en este estado unos treinta minutos, de modo que hazte cómoda la posición, especialmente la de quien esté honrando tu vulva. Con este ejercicio se liberan muchas memorias y la mujer siente un gran alivio y transformación. Hay quienes viven auténticas revelaciones y cambios en su vida, porque desde ese momento se conciben distintas.

Puedes incluso coordinarte para, por ejemplo durante tres semanas, profundizar cada semana en un aspecto. En las siguientes propuestas puedes poner la intención en recibir hacia el corazón y sentir cómo se abre el corazón. Imagina cómo llega y recibes la energía a través de la respiración desde tu vulva hasta tu corazón y desde tu corazón hacia el corazón de la otra persona. También puedes hacerlo contigo frente a un espejo:

1.ª semana: solo observar la vulva.

2.ª semana: mirar y decir mentalmente palabras hermosas.

3.ª semana: mirar y decir verbalmente palabras hermosas.

Esto mismo lo puedes hacer con otra mujer o con otro hombre. Al igual que es importante honrar la vulva, también lo es honrar el pene (*lingam* en sánscrito). Aunque en *Tu vagina habla* nos estemos centrando solo en la mujer, y las ilustraciones son todas de la mujer, este ejercicio y algunos otros pueden aplicarse también en los hombres, con las diferencias obvias anatómicas.

La cualidad de las relaciones personales, emocionales y sexuales cambia por completo cuando pasas de un estado de observación a otro. Por lo tanto, deja de observar únicamente los genitales como habías hecho hasta ahora y concede la posibilidad de que puedan explorarse nuevos caminos, donde el pene y la vulva sean mucho más que eso, puesto que la genitalidad es mucho más amplia que lo que se ve y que lo que nos han enseñado hasta ahora.

Una vez que comiences a observar a tu vulva, recuerda visualizar en ella la imagen femenina como en la ilustración anterior. Obsérvala en distintos momentos; vas a ver que no todos los días tiene el mismo rostro ni la misma forma. Ella cambia, cambia por días, pero también en el mismo día puede cambiar varias veces. Ella es como tú y como cualquier mujer, de hecho, toda mujer tiene una vulva única y especial. No te preocupes si no ves tu clítoris, pues su rostro siempre está, tampoco si su manto es más visible o menos, si tiene una textura u otra; ella siempre sabe qué vestir y cómo. No te pierdas con esos detalles olvidándote de lo más importante: una vez que sabes que en tu vulva habita esa imagen femenina, jamás podrás volver a verte ni a ti ni al resto de mujeres como antes. Y eso sí que puede cambiar el mundo. ¡Adelante!

Mutilación genital femenina

*E*n los siguientes capítulos voy a proponerte una mirada diferente para que puedas contemplar desde muchos ángulos distintos el amplio mundo de la percepción genital femenina y la vulva. De este modo, podrás ir elaborando tu propia visión.

Gracias a la invitación del Instituto Universitario de Sexología (IUNI-VES), tuve el placer de dar un taller sobre mutilación genital femenina junto a mi compañera psicóloga y sexóloga Betzis Anziani. El colectivo al que estaba dirigido fue el de mujeres africanas y de América Latina. Eso me hizo tomar consciencia y conocer de primera mano cómo lo viven sus verdaderas protagonistas. Aunque no todas habían sido mutiladas, algunas sí. Se me eriza la piel al recordar sus testimonios y me sorprende cómo una realidad tan cercana pasa tan desapercibida. Incluso sabiendo que hay muchos profesionales que están haciendo un gran trabajo en este campo, hace falta aún más difusión.

La mutilación genital femenina engloba aquellas prácticas que implican la extirpación total o parcial de los genitales externos femeninos, ya sea por motivos culturales, religiosos o por cualquier otra razón no terapéutica (OMS, 1995).

Tal y como se expone en la página web de la World Health Organization (WHO: www.who.int):

«La mutilación genital femenina es reconocida internacionalmente como una violación de los derechos humanos de las mujeres y niñas. Refleja una desigualdad entre los sexos muy arraigada, y constituye una forma extrema de discriminación de la mujer. Es practicada casi siempre en menores y constituye una violación de los derechos del niño. Asimismo, viola los derechos a la salud, la seguridad y la integridad física, el derecho a no ser sometido a torturas y tratos crueles, inhumanos o degradantes, y el derecho a la vida en los casos en que el procedimiento acaba produciendo la muerte».

En el 2007 se realizó una clasificación de los distintos tipos de mutilación genital femenina:

Tipo I. Clitoridectomía: se realiza la escisión o corte del glande del clítoris y/o del prepucio del clítoris.

    A. Escisión parcial del clítoris.

    B. Escisión total (todo el glande).

Tipo II. Escisión: corte del clítoris y los labios internos, incluidos o no también los externos.

    A. Corte parcial o total de los labios internos.

    B. Corte total o parcial de los labios internos y el glande del clítoris.

    C. Corte de los labios externos, los internos y del glande del clítoris.

Tipo III. Infibulación: se estrecha la apertura vaginal. En ocasiones se dejan agujeros muy pequeños o se cortan los labios internos y se cosen. Otro modo de procedimiento es dejarlos juntos para que cicatricen. Con los labios externos también se realiza la infibulación, e incluso puede que se realice un corte parcial o total en el glande del clítoris.

    A.Corte y unión de los labios internos.

    B. Corte y unión de los labios externos.

Obviamente si los tipos I y II ya tienen consecuencias posteriores, mucho más este tercer tipo, puesto que cuando la mujer menstrúa o expulsa la orina, estas no tienen el espacio para salir libremente. En ocasiones la mujer tendrá que orinar o menstruar gota a gota.

Tipo IV. Corte, perforación, etc., que no se incluyen en anteriores tipos y no son por causas médicas.

En general estos procedimientos no aportan nada positivo a la salud; más bien agravan las posibilidades de tener hemorragias o dificultades urinarias como infecciones, entre otros muchos síntomas.

    Tal y como afirman los datos aportados en *Female Genital Mutilation/ Cutting: A Global Concern* UNICEF, Nueva York, 2016, más de 200 millones de mujeres y niñas vivas actualmente han sido objeto de la mutilación genital femenina en los treinta países de África, Oriente Medio y Asia, donde se concentra esta práctica. En la mayor parte de los países, la mayoría de las niñas fueron cortadas (como ellos dicen) antes de los cinco años de edad. En Yemen, el 85% de las niñas experimentaron la práctica en su primera semana de vida. Mientras que en casi todos los países la mutilación genital femenina es realizada por gente tradicional, más de la mitad de las chicas en Indonesia se sometió al procedimiento por un profesional médico capacitado. Se desconoce el número exacto de niñas y mujeres a las que se ha sometido a la mutilación genital femenina, pero se sabe que como mínimo 200 millones de niñas y mujeres en treinta países han sido sometidas a la práctica.

No creas que todo el mundo lo hace por maldad. No. Ellos tienen unas ideologías y creencias bien arraigadas, así como una cierta presión social que a veces reproducen, porque no saben hacer otra cosa, pero cuando se les dan los recursos adecuados y la información, esas mismas personas toman decisiones diversas, pues antes creían que estaban haciendo lo correcto dentro de su entorno y ahora saben que lo que más ayudará a la niña es tener salud y bienestar.

Una vez más, tener acceso a la información es importante. Si quieres conocer más sobre ello puedes ver los documentales *La mutilación genital femenina: Claves para la comprensión y la intervención,* y *La mutilación genital femenina: Claves para el diálogo,* ambos realizados por IUNIVES-lasexologia.com, con financiación del MEYSS y del FEI, y con la colaboración de una entidad referente en el trabajo en materia de mutilación genital femenina en España: Médicos del Mundo (Aragón, Navarra y Madrid). En el vídeo se entrevista a profesionales que aportan claves en el trabajo en prevención de la mutilación genital femenina, y también mediadoras y mediadores interculturales; figuras clave en esta labor.

La experiencia del seminario donde tuve el privilegio de escuchar y conocer a esas mujeres no me dejó indiferente, y al volver a casa no pude evitar recordar tanto sus relatos como los de algunas mujeres europeas que hoy en día me dicen que se han operado de la zona genital. Por supuesto que hay grandes diferencias entre los dos hechos, pero también hay algunas similitudes...

Operaciones de estética

*E*n este apartado quiero diferenciar entre la cirugía que es realmente necesaria, porque existe un problema de salud, y la que es opcional. En la actualidad cada vez es más frecuente oír hablar de blanqueamiento vaginal, estrechamiento del himen, rejuvenecimiento vaginal, reducción de labios genitales, etc. El mensaje en definitiva es: «no envejezcas ni permitas el paso del tiempo por tu cuerpo, porque envejecer es feo. Evita el proceso natural de tu cuerpo interviniendo sobre él».

No pretendo decir qué está bien y qué no lo está. De hecho, conozco a mujeres que están operadas, y entre ellas hay algunas que están felizmente operadas. También conozco a otras que preferirían no haberlo hecho. Si eres del grupo de mujeres que se han operado y luego se ha arrepentido, recuerda que ya no puedes hacer nada más que compartir tu testimonio. Por lo tanto, transforma ese sentimiento y, simplemente, integra lo mejor de la experiencia. Mi intención es hacer reflexionar sobre si realmente las mujeres, cuando se someten a ese tipo de intervenciones, conocen su cuerpo y los procesos biológicos, anatómicos y emocionales lo suficiente como para tomar buenas decisiones a corto, medio y largo plazo. ¿Tenemos la educación sexual y emocional necesaria como para decidir con plena consciencia?

En consulta me encuentro a muchas mujeres que se han operado y luego se han arrepentido porque:

➤ Con el tiempo han visto que su decisión no estaba basada realmente en ellas mismas. En ocasiones era por gustar más a otra persona, por cumplir con los cánones de belleza establecidos o porque en su círculo estaba de moda operarse.

➤ Les faltaba información de calidad.

➤ Han tenido complicaciones, mas allá de las físicas; me refiero a las emocionales.

Conozco a mujeres que se han operado de los pechos por estética no una; hasta cuatro y cinco veces. A mujeres que se han operado los labios genitales internos porque los tenían más grandes que los externos, y según la moda «eso no está bien». Como sabes, se suelen decir que «los mayores (externos)» han de ser más grandes que «los menores (internos)». Conozco a mujeres que creían que si se unían más los labios internos, darían más placer a su pareja y por «amor» lo han hecho (algunas de ellas luego han dejado esa relación). Conozco a mujeres que han detestado la forma de su vulva y ni siquiera con una operación luego la han amado; solo lo han hecho cuando han comenzado a verse desde la mirada del amor. Conozco a muchas mujeres, cada una con su propia historia. Es de vital importancia que se tome esa decisión en consciencia plena y real tras recibir un buen asesoramiento e información de calidad. Para que sea realmente transformadora una operación de estética ha de hacerse en plena consciencia y cuando la mujer se siente realmente completa. La decisión ha de ser por y para una, nada de para gustar al otro, para dar placer al otro, para ser más o ser diferente, porque cuando el otro o eso por lo que lo hace no esté, a esa mujer se le viene habitualmente todo encima y ya «lo hizo». En mis años de experiencia lo he visto muchas veces, ya que hacer las cosas por los demás no funciona. Hagas lo que hagas, que sea para ti.

Conozco a mujeres que sí están contentas, pues tenían un problema real en su vulva antes de la operación, pero conozco también a mujeres que no se amaban y creían que el problema estaba focalizado en su vulva. Sin embargo, por mucho que se operaran la vulva luego volvían a sentir ese vacío incontenible interior que solo se saciaba cuando se solucionaba el problema interno. En otros casos existía una comparación con otras mujeres. En otros un deseo de gustar, porque en el fondo una no se cree suficiente. Y así podríamos seguir con más casos…

Mi recomendación es que antes de operarte seas extremadamente honesta contigo. No te pongas en manos de cualquiera, acompáñate profesionalmente de alguien que tu corazón te haga saber que es la persona adecuada y date tiempo. No tomes una decisión de este tipo de un día para otro. Lo puedes hacer, estás en tu derecho, pero yo solo te invito a que encuentres lo que me gustaría que me dijeran a mí, por la experiencia que me da la cantidad de mujeres a las que he acompañado y acompaño. Una decisión así permanecerá contigo toda tu vida y tendrá unas consecuencias que no podrás saber hasta que las vivas, si así lo eliges. Puede ser que en un inicio te sientas bien y contenta, pero con el tiempo puede ser que te encuentres de nuevo con la misma sensación que te lleva a operarte, pero a nivel interno. Hasta que no lo resuelvas dentro, dará igual lo que te hagas fuera. Las modas tienen eso; lo que hoy sirve, mañana ya está pasado de moda y descatalogado, con la diferencia de que aquí hay un cambio que tu cuerpo ha sufrido, y ya nunca volverá a ser el que fue. Mi invitación es a que tu moda seas tú. Ponte como te dé la gana, haz lo que te dé la gana, pero recuerda: que sea en consciencia, por y para ti.

A veces mujeres con endometriosis me comentan que en España hay una larga lista de espera para ciertas operaciones, sin embargo, conozco a varias mujeres que han alegado tener un gran complejo en lo referente a sus labios genitales y al poco tiempo ya estaban operadas gratuitamente.

Las labioplastias más habituales son la reducción de labios internos o de labios externos.

Comparto contigo el testimonio de una mujer tres años después de su operación de labioplastia recomendada por su esteticista:

«Mi operación fue de los labios internos hace tres años. Los tenía un poco más largos de lo normal y esto me «molestaba», claro que no tanto a nivel físico como estético. Lo que no sabía, ni tampoco nadie me advirtió, es lo dolorosísima que sería la recuperación.

La primera vez que intenté operarme acudí a mi médico de cabecera, un hombre, y cuando le expuse el caso me dijo que no encontraba razón para operarme, pues hay muchos tipos de formas en las vaginas de las mujeres (en aquel momento me molestó que él no entendiera mi complejo, pero ¡cuán equivocada estaba, ojalá le hubiera escuchado!). Tras esto, olvidé el tema y seguí con mi complejo, hasta que en otra ocasión una doctora, esta vez mujer, me dijo que mis labios podían operarse a través de la seguridad social si me molestaban físicamente, así que volví a intentarlo con mi médico de cabecera con la «suerte» de que él estaba de vacaciones y me atendió su sustituta, otra mujer, la cual se mostró comprensiva y me envió al ginecólogo para que valorase la posibilidad de operarme.

Cuando fui a la consulta del cirujano, este me dijo que me operaría sin problema y que se trataba de una operación sencilla y sin complicaciones, que no necesitaría ingreso y que no tenía mayor importancia. No supe de las consecuencias ni tampoco me sentí cuidada en ningún momento por el equipo médico. En cuanto a mi recuperación, fue lenta y dolorosa, la zona estaba muy muy inflamada y desfigurada, apenas podía rozarme el agua para lavarme del dolor, no podía sentarme ni usar ropa interior y estuve un mes en casa en reposo. Pasado este tiempo, empecé a andar muy poquito y despacio hasta que con paciencia y desesperación fui mejorando cada día. Tuve, también, problemas con un punto de sutura que no me cerró bien y muchísimos problemas en las relaciones cuando empecé a intentar tenerlas (pasado ya el mes desde la operación). Además, me aparecieron en la zona unos bultitos de los que no me informaron previamente que podían ser una de las consecuencias de la operación y, mirando en internet, descubrí que eran queloides. Entonces recordé que esa era la razón por la que una de mis amigas con el mismo problema que yo no se había operado, ya que así se lo había recomendado su ginecólogo, pero ese no fue mi caso, ya que mi ginecólogo dijo que era una operación «sencilla y sin complicaciones». Así que estas cicatrices, de las que no se me habló, me han estado causado molestias hasta prácticamente la actualidad. Sin duda lo peor ha sido cómo afectó esta situación a mi sexualidad, pues cuando sentía excitación las cicatrices se tensaban y sentía dolor, y la única manera de reducirlo era controlándome para no excitarme demasiado. Esto me hacía evitar el sexo, porque no lo disfrutaba, y cuando me permitía cierto goce y sensualidad me dolía, por lo que sentía un cúmulo de angustia, miedo, rabia, dolor. Y por mi cabeza, vulva y corazón surgía de todo menos gozo y alegría.

¡Ojalá un pedacito de mi testimonio sirva para gritar al cielo a las mujeres que muestren con orgullo su vulva, tenga la forma que tenga, que no hay una sola igual y que todas son bellas, que no se rajen, que no se mutilen, que no se capen!

Que se vivan con amor, con dulzura, con alegría, con fuerza y con respeto, con un inmenso respeto a quienes son y a lo que tienen entre sus maravillosas piernas, pues a pesar de todo el dolor físico que sufrí tras mi operación, fue el dolor emocional, la culpa, el miedo, la impotencia, la rabia, la tristeza, el llanto y la falta de amor a mí misma y a mi sexualidad lo que más daño me hizo. Gracias, Isabella Magdala, por tener la valentía de expresar sin miedo tu voz y la de tantas mujeres».

En mi investigación llevé a cabo una revisión bibliográfica bastante exhaustiva acerca de este tema. De los pocos estudios que encontré en relación a la percepción genital femenina, muchos de ellos estaban orientados a la cirugía estética genital. Es obvio, puesto que está en auge. De hecho, uno de los datos encontrados es que en 2014 se realizaron más de 10 millones de procedimientos cosméticos quirúrgicos y no quirúrgicos en EE. UU., de los cuales el 90% fueron realizados a mujeres. La labioplastia fue de los que experimentó mayor crecimiento (Sharp y Tiggermann, 2015).

Según cita Liao, Michala, Creighton, 2009, las mujeres que se someten a la labioplastia afirmaban que el principal motivo que las llevaba a realizarse esa operación era por la incomodidad con la vulva debido a la protrusión genital. Sin embargo, habría que profundizar más en los motivos reales y sus causas. Por ejemplo, hay mayor tendencia en las mujeres que en los hombres a la queja ante síntomas físicos relacionados con los genitales. Según afirma, las mujeres tienen una mayor influencia de factores como los sentimientos y las expectativas en relación a los genitales, y esto influirá en esa experiencia de incomodidad. Por lo tanto, también habría una influencia a nivel psicológico. Por otro lado, otro motivo que expresan las mujeres para realizarse este tipo de cirugías serían las dificultades sexuales, aunque el origen de este tipo de quejas no ha sido investigado (Liao *et al.*, 2009).

De acuerdo con Bramwell *et al.* (2007), las expectativas de las mujeres que consideran realizarse una reducción labial están basadas en percepciones creadas a largo plazo y con un alto componente cultural, es por ello que sus expectativas ante la cirugía podrían ser poco realistas.

En un estudio realizado se encontraron hallazgos de que las mujeres entrevistadas para dicho estudio mostraron una tendencia a comparar el aspecto de sus labios con las imágenes que habían visto en los sitios webs de los cirujanos y que habían considerado como válidas. Dado que consideraban la apariencia de sus genitales «anormal», habían buscado la labioplastia para que así sus genitales tuvieran un aspecto «normal» (Sharp, Mattiske y Vale, 2016).

Liao *et al.* (2009) realizó una investigación sobre la calidad y el contenido de los informes relacionados con la cirugía labial en mujeres sanas. Hallaron cuarenta artículos cuyas fechas oscilaban entre 1950 y abril del 2009. De estos cuarenta artículos, veintiuno incluían datos de pacientes. En esta revisión, encontraron casi mil casos publicados de cirugía cosmética labial. Algunos de sus objetivos de investigación fueron:

➤ Identificar la efectividad clínica.

➤ Proporcionar una visión general de la calidad de la metodología de investigación en esta área.

➤ Sugerir instrucciones para futuras investigaciones, teniendo en cuenta las preocupaciones profesionales y éticas.

Encontraron que, al parecer, la cirugía se ofreció bajo demanda justificada por informes verbales de dificultades físicas y psicológicas, las cuales no se evaluaron formalmente, antes o después de la cirugía.

Proponían para investigaciones futuras sobre la satisfacción del paciente que esta debería tener en cuenta la influencia de las características de la demanda (influencias de las expectativas de los investigadores sobre las respuestas de los sujetos) y la presión social. También proponían una investigación longitudinal para investigar el posible aumento de las complicaciones obstétricas, ya que una mejor investigación podrá facilitar las comparaciones aleatorias entre intervenciones quirúrgicas y no quirúrgicas (por ejemplo, educación y apoyo) para la relación costo-efectividad, teniendo en cuenta la utilización general de la atención médica (por ejemplo, cirugía cosmética adicional, tratamiento de salud mental), para el mismo y/o relacionado problema a corto y largo plazo.

En una investigación llevada a cabo por Koning, Zeijlmans, Bouman y Van der Lei (2009), en la que participaron 394 mujeres, encontraron que la apariencia de los labios internos era importante para las mujeres, tal y como demostraron casi la mitad de las participantes (43%), las cuales consideraban importante o muy importante la apariencia de su labio interior. El 71% consideraba que su apariencia era normal, pero a un 38% de las participantes les preocupaba de forma regular cómo eran los labios internos de otras mujeres, de las cuales a un 7% les importaba frecuentemente. Un 14% había recibido mensajes tanto positivos como negativos de la apariencia de sus labios interiores, sea por su pareja o por otra mujer. Por otro lado, en los 2,2 últimos años, habían recibido información de la posibilidad de la reducción de los labios interiores casi todas las participantes (95%). Esta información fue recibida en la mayoría de los casos (78%) a través de los medios de comunicación (Koning *et al*, 2009).

Si un 71% consideraba que la apariencia de sus labios internos era normal, pero a un 38% les preocupaba regularmente (cuyo 7% muy frecuentemente), estamos diciendo que incluso lo que nos parece normal nos preocupa. Y tan solo un 14% había recibido mensajes tanto positivos como negativos.

¿Qué sucede con los genitales? De eso no se habla mucho, como representa ese 14%. Sin embargo, un 95% sí que había recibido información tentadora para una posible reducción de labios. ¿Qué estamos haciendo con las mujeres? y ¿qué nos estamos haciendo a nosotras mismas? Casi que tenemos que hacer un esfuerzo para aceptarnos tal cual somos, porque lo que nos presentan es que «lo normal» es «modificar alguna zona de tu cuerpo». ¿No será mucho más normal aceptar y valorar tu cuerpo? Así, sin más.

La importancia de los medios de comunicación

Los medios de comunicación juegan un papel muy importante en la toma de decisiones con respecto a la cirugía estética, y contribuyen significativamente en nuestras actitudes hacia la apariencia, la salud y la sexualidad (Koning *et al.*, 2009).

Existen estudios que confirman también la influencia en la toma de decisiones de una mujer antes de someterse a una labioplastia. Se confirma que tanto los mensajes en los medios *online* como los comentarios negativos de las parejas tienen una gran influencia en esa toma de decisiones. De hecho, hallaron que las mujeres consideraban en mayor medida la labioplastia ante la mayor exposición a los medios como televisión, internet y la publicidad (de todos los medios, la pornografía fue la más influyente). Sin embargo, su interés en la labioplastia decrecía a medida que tenían una mayor satisfacción (Sharp *et al.*, 2016). Las imágenes de los medios pueden afectar a la salud sexual de las mujeres, ya que muestran imágenes que pueden llevar a ciertas modificaciones corporales y, de este modo, pueden ser un factor de influencia sobre las preocupaciones en lo que respecta a la apariencia genital (Schick, Rima y Calabrese, 2011).

Debemos tener también en consideración que en muchas ocasiones la cantidad y la calidad de la información de los sitios web que ofrecen información sobre la cirugía cosmética genital femenina es escasa, e incluso en algunos casos es errónea. Por ello, se señala como aspectos realmente necesarios que las directrices y detalles de la información que reciben las mujeres sobre cualquier forma de cirugía cosmética genital femenina sean claras y detalladas. Igualmente, es muy importante destacar que tanto la profesionalidad como la integridad ética en estos casos es de suma importancia, ya que es una práctica bastante controvertida (Liao *et al*, 2012).

Puede suceder que se cree un falso sentido de necesidad de intervención quirúrgica a través de la publicidad de procedimientos cosméticos, como la labioplastia y el rejuvenecimiento vaginal, o a través de la propia publicación de imágenes de genitales externos manipulados cuando los propios ginecólogos anuncien sus servicios, ya sea por internet, papel impreso o cualquier otro medio. Si esto sucediese, no podría considerarse ético, pues sería engañoso (Shaw *et al.*, 2016).

Ver vulvas reales es importante

Dependiendo del momento histórico y social en el que nos encontremos, así son representados los ideales de apariencia del cuerpo femenino en las imágenes que están presentes en los medios. Las imágenes sexualmente explícitas pueden influir particularmente en las percepciones de las mujeres sobre su apariencia genital. Aunque todas las formas expuestas del cuerpo femenino en los medios tienen el potencial de afectar en la autopercepción de la mujer, las explícitas lo harán aún más.

Por otro lado, según esos ideales sociales, las mujeres tienden a realizar su propia autoevaluación, y normalmente la comparación es con un modelo estándar. Esto implica que la percepción de la mujer de lo que serían unos genitales típicos podría basarse en gran medida en las imágenes que muestran los medios. Si esto fuese así, puede que perjudicara a la propia percepción genital en la mujer, ya que estarían basándose en unas imágenes que están mostrando un rango irreal y restringido de lo que es realmente la apariencia genital. (Schick *et al.*, 2011).

En 2011 Schick *et al.* llevaron a cabo un estudio basado en una revisión de las revistas *Playboy* (una publicación ampliamente reconocida en la población americana, con contenido sexualmente explícito y dirigida principalmente a un público masculino heterosexual) publicadas desde 1953 hasta 2007, en concreto en las páginas centrales (647 páginas en total).

El estudio de Schick se compuso de dos partes:

En un primer análisis, su investigación se centró en buscar y describir los ideales a lo largo del tiempo en lo referente a la apariencia genital, pero quisieron también describir los ideales generales del cuerpo. Se focalizaron en las páginas centrales de la revista, eligiendo una fotografía al azar de las mismas, siendo un total de 647 durante los 54 años. Entendían que esta fotografía sería de las más vistas en la revista por su formato, además de que la modelo era considerada la más atractiva físicamente en ese mes (incorporando de ese modo los modelos de belleza más destacables en ese momento).

Observaron la apariencia de los genitales. Específicamente tuvieron en cuenta:

➤ Si el monte púbico se podía ver en la fotografía o no.

➤ Si el vello púbico era visible e inalterado.

➤ Si el vello púbico era visible pero se apreciaba alteración (a través del afeitado o la depilación).

➤ Si había sido eliminado, y estaba sin vello púbico.

➤ Si el labio externo era invisible o visible al igual que el interno.

➤ Si los labios genitales sobresalían o no, así como su color (más rosado o más oscuro).

➤ El físico en general (el tamaño del busto, cintura, cadera, altura, peso e índice de masa corporal).

Sus hallazgos concluyen que, en lo referente al físico, en general con los años cada vez se mostraban caderas más pequeñas y un índice de masa corporal más bajo, mientras que el tamaño del busto iba en aumento. Tal y como comentan los autores, esto sugiere que el ideal general del cuerpo está alejándose de la forma femenina natural, e implica la exigencia de que las mujeres exhiban unos cuerpos que habitualmente no se logran sin tomar medidas extremas y potencialmente peligrosas como, por ejemplo, la cirugía estética. Por otro lado, la apariencia genital mostrada sugirió un aspecto genital similarmente no natural (ausencia de vello y labios internos invisibles). De hecho, hubo una cierta dificultad a la hora de investigar en los labios internos puesto que no eran tan fácilmente visibles. Por ejemplo, en ninguna de las páginas centrales aparecían unos labios internos prominentes que fuesen más visibles que los externos, tampoco hubo variación del color (solo aparecieron rosados o rojo claro). Por otro lado, los labios internos eran completamente invisibles en catorce de dieciséis de las páginas centrales siendo únicamente obvia la línea que delimitaba la división de los labios externos. Debido a esta invisibilidad de los labios internos, no pudieron llevar a cabo el estudio del cambio en el tamaño de los labios internos con los años así que, finalmente, parte de sus conclusiones fueron que en las páginas centrales hubo un aumento en la visibilidad del monte de Venus o púbico; y de los labios externos, sin embargo, el vello se fue invisibilizando con los años.

En un segundo estudio, mucho más centrado exclusivamente en los ideales de la apariencia genital, examinaron la evolución y las tendencias de estos ideales. El estudio se centró en 185 fotografías de la revista *Playboy* en las cuales el monte de Venus o pubis de las modelos era visible. Estas fotografías fueron publicadas entre mayo de 2007 y abril de 2008. Observaron los ideales de apariencia genital mostrados. Siguiendo en la línea de los hallazgos del primer análisis, contemplaron que la apariencia genital de las modelos era cada vez más desviada de la apariencia natural de las mujeres. Supusieron que el vello púbico se eliminaría parcial o completamente y que los labios internos, serían cada vez más indetectables, así como que serían de un tono rosado o rojo claro.

Hallaron que el vello púbico era visible e inalterado en el 18,9% de las imágenes. En el 19,5% de las imágenes aparecía como visible pero alterado, y alterado hasta el punto de ser invisible en el 61,2%. En el 82,2% de las fotografías en las cuales los labios externos eran visibles, solo se apreciaba la línea que separa ambos labios internos, es decir, había una ausencia completa de visibilidad de labios internos. En un 15,1% estaban presentes los labios internos, pero contenidos dentro de los externos, y un 2,7% representaban los labios internos visibles y sobresaliendo de los externos.

Como conclusión, podemos decir que los labios externos fueron visibles solo en el 7% de las fotografías, y solo en una fotografía tenían un color que no fuese rojo o rosado (Shick *et al.*, 2011). En otros estudios también se han hallado datos que reflejan que en los últimos años hay una tendencia cada vez más dramática en la que las mujeres jóvenes tienden a eliminar el vello cada vez más con más frecuencia (Herbenick y Reece 2010; Herbenick, Hensel, Smith, Schick y Reece, 2013).

RECUERDA:
HAY UNA TENDENCIA MEDIÁTICA DIRIGIDA A HACER DESAPARECER EL VELLO Y MOSTRAR SOLO EL COLOR ROJO/ROSADO DE LA VULVA. ¿QUIERES PAGAR ESE PRECIO PARA ESTAR A LA MODA O PREFIERES SER UNA MUJER LIBRE?

Por lo tanto, los hallazgos del estudio que estamos citando confirmaron que lo antinatural está siendo una tendencia normativa entre las modelos de las páginas centrales de la revista. A modo de representación de la sexualidad femenina, existe un paralelismo entre las muñecas Barbie y las modelos de las revistas *Playboy,* figuras esbeltas que fomentan los pechos voluminosos, las cinturas pequeñas y la invisibilidad de los labios y genitales (Schick *et al.,* 2011). Podríamos decir que hay una continuidad en la distorsión recibida por la mujer en cuanto a lo que es el cuerpo físico aceptado. De pequeñas el canon de belleza se recibe a través de la exposición a la Barbie, entre otros modelos de representación. Esto dará paso a un posible refuerzo de este estereotipo a través de la exposición a imágenes como las de la revista *Playboy.* Estos ideales están basados en medidas incomparables para la mayoría de las mujeres de la población en general. No tienen base evolutiva, pues algunos aspectos están contraindicados para la supervivencia y la reproducción, y además, cuanto más presentes estén estos estereotipos, mayor distorsión podrán tener las mujeres en cuanto a las impresiones sobre sus propios genitales, pues la comparación no está basada en cánones reales de la mayoría.

Con el objetivo de entender las expectativas, experiencias y las razones que podrían llevar a una mujer a realizarse una cirugía de sus labios genitales, Bramwell, Morland, Garden (2007) realizaron un estudio cualitativo basado en un enfoque fenomenológico. Las entrevistas fueron semiestructuradas, y en ellas el énfasis principal recaía en la propia perspectiva de la mujer, así como en sus experiencias.

De las propias entrevistas emergieron tres temas recurrentes:

➤ **La normalidad versus el defecto:** en el estudio estuvo presente en todas las mujeres esta dualidad, ya que sentían que su apariencia genital anterior a la cirugía era «rara, extraña, anormal». Aun así, varias mujeres dieron a entender que eran conscientes de que en la genitalidad femenina existía variación y variedad de modo natural. Sin embargo, esta comparación donde se llama «anormal» a esa zona implicaba que existía una apariencia genital que sí era la «normal». De este modo, las mujeres pretendían resolver un defecto específico que percibían ante una asimetría o cuando consideraban que los labios vaginales eran «demasiado grandes».

➤ **La vida sexual:** aquí englobaron la valoración de las propias mujeres ante el impacto que consideraron que tuvo la cirugía en sus relaciones sexuales. También incluyeron las expectativas que tenían sobre la propia cirugía. Las mujeres que tenían una vida sexual activa señalaron que antes de la cirugía llegaron incluso a sentir ansiedad cuando se encontraban en la situación de que sus parejas pudieran ver o tocar sus genitales, ya que sentían aversión hacia sus propios genitales. Esto las llevó en determinados casos a inhibir las relaciones sexuales o a sentir ansiedad ante una nueva posible relación.

➤ **El proceso de acceso a la cirugía:** el modo en que habían tenido noticia de esta cirugía fue diverso. Desde artículos en revistas hasta situaciones relacionadas directamente con el personal sanitario.

En esta investigación hallaron que las percepciones de las propias mujeres sobre sus genitales (como si tuvieran una apariencia anormal) y el impacto que su aspecto tenían en sus vidas sexuales fueron importantes antes de tomar la decisión de realizarse la cirugía de reducción labial. Las mujeres hicieron referencia al deseo de ocultar sus genitales antes de la operación y al sentimiento de la falta de confianza. De algún modo, tenían la expectativa de que una mayor confianza las ayudaría a disfrutar de una vida sexual más plena.

Al igual que lo que veo en consulta o en los seminarios, diversos autores han encontrado que la tendencia es que los genitales femeninos sean vistos como algo negativo (Braun y Wilkinson, 2001; Reinholtz y Muehlenhard, 1995).

Actualmente podemos comprobar cómo, en comparación con generaciones anteriores, las imágenes de los genitales de las mujeres son más visibles, ya que tenemos un mayor acceso tanto a los medios de comunicación como a una mayor variedad de imágenes sexualmente explícitas en internet y a través de otros medios. Sin embargo, puede que las representaciones de esas imágenes de los genitales sean limitadas (Herbenick y Reece, 2010).

Hemos de tener en cuenta que existe un secreto en torno a todo lo que se refiere a las preocupaciones asociadas con la zona genital, y en concreto con los labios. Así pues, es probable que las mujeres busquen esta información desde casa, y esta, a menudo, resulta confusa, lo que lleva a confusión a las personas que buscan esta información.

Podríamos decir que la labioplastia es la operación más popular en base a que es la intervención que recoge una mayor cantidad de texto dedicada, como se pudo comprobar en un estudio dedicado a examinar en profundidad la calidad de la información clínica proporcionada a las mujeres en diez páginas web populares sobre las cirugías cosméticas genitales femeninas (Liao *et al.*, 2012). De forma inconsciente, podría haberse reforzado por parte de los profesionales de la salud la percepción en las mujeres de que sus labios son «anormales» (Bramwell *et al.*, 2007).

Por otro lado, otro aspecto a tener en consideración es que cada vez más mujeres sanas buscan cirugía para crear cambios morfológicos en su vulva, incluso si su vulva pudiera considerarse «normal». Algunos atribuyen esto a que la cirugía estética genital femenina está introduciéndose en las naciones económicamente influyentes, siguiendo unos modelos de glamur y siendo visto, a su vez, como un signo de poseer un determinado estatus económico (Liao *et al.* 2009).

Las mujeres deben contar con una información de confianza sobre los cambios fisiológicos en la vulva y en la vagina, así como la variación normal que esta tendrá a lo largo de la vida. Es por ello que la educación y el asesoramiento deberían ser una prioridad (Shaw *et al.*, 2013). Hay mujeres que expresan la sensación de suciedad o enojo hacia sus vaginas, así como la percepción de que estas son problemáticas, y desarrollan por lo tanto una cierta negatividad hacia sus genitales. En ocasiones, la vagina incluso se ha convertido en un objeto de ansiedad sobre la sexualidad y la autoimagen. Por lo tanto, en el «pánico genital» pueden englobarse distintas dimensiones como el vello, la menstruación, la apariencia de los labios, el funcionamiento sexual y las nociones de oscuridad (Fahs, 2014).

Wildfang, Drue, Las, Guldberg R. (2017) llevaron a cabo un estudio sobre el tamaño de los labios internos y la percepción de la apariencia genital en mujeres. Con su investigación buscaban describir y evaluar el tamaño de los labios internos en mujeres normales, incluyendo la percepción de las mujeres de sus genitales. De este modo, se podría ofrecer un mejor asesoramiento a aquellas que buscaran la labioplastia. En este estudio participaron un total de 244 mujeres de las cuales un 54% tenían los labios internos visibles sin manipulación (lateral) de los labios externos. De entre estas mujeres, un 17,3% consideraban que sus labios eran anormales, y tan solo el 7,3% de las mujeres con labios internos no visibles consideraban que esto era anormal.

Obtuvieron resultados tales como que, sin mostrar diferencias estadísticamente entre el tamaño de los labios, sea en el lado derecho o izquierdo, el ancho exterior medio de los labios internos fue de 15,5 mm en el lado izquierdo y 15,9 mm en el lado derecho. Asimismo, hallaron que es común tanto tener los labios internos visibles como tenerlos ocultos. Sin embargo, las mujeres que tienen los labios internos visibles suelen considerar que sus genitales son anormales con mayor frecuencia en comparación con las mujeres que consideran que sus genitales son normales. Encontraron que una de cada diez mujeres tiene una medición de labios mayores de 26,5 mm de ancho.

RECUERDA:
ES COMÚN TENER TANTO LOS LABIOS INTERNOS VISIBLES COMO OCULTOS

Esta problemática no influye solo en las mujeres adultas, también en las adolescentes e incluso niñas. Si hablamos de adolescentes tendremos que tener en cuenta la toma de decisiones de ella y de sus genitores, así como su actitud antes y después de la cirugía. Igualmente, se tendrá que dar real importancia al propósito de la cirugía, al grado de la preocupación anatómica específica, así como al nivel de madurez física. Se puede observar cómo las niñas y adolescentes expresan distintas quejas cuando se enfrentan a una consulta de labioplastia.

Shaw *et al.* (2013) exponen que existen distintas causas por las que las niñas canadienses de nueve a trece años solicitan una cirugía:

➤ La primera más común sería para minimizar los síntomas como el roce, la fricción y la interferencia con los deportes.
➤ La segunda causa más común es que la propia madre percibe una anomalía en su hija de nueve a trece años.
➤ Centrándonos en las adolescentes algo más mayores (de 14 a 17 años), la causa principal sería su apariencia, y expresan como una gran preocupación el hecho de que su pareja pudiera ver sus genitales poco atractivos e incluso anormales.

También podemos observar cómo los ideales de las adolescentes podrían estar influenciados por los promovidos en revistas, y esto afectaría tanto a la seguridad como al bienestar de los jóvenes, ya que la tendencia en dichas revistas es sexualizar las características infantiles, llegando algunas personas a experimentar excitación sexual al ver o fantasear con niñas o chicas muy jóvenes. De hecho, no solo es que las modelos se muestren en un cierto modo infantiles, es que también la revista incluye fotografías infantiles de sus modelos, con lo cual se refuerza aún más ante sus lectores la conexión entre los niños y la sexualidad (Schick *et al.*, 2011).

Más allá de las operaciones de estética, he querido darle voz a esta problemática por distintas razones:

➤ La estética y la presión mediática nos afecta a todas las mujeres de forma directa o indirecta.

➤ Hay mujeres que creen que operarse hoy en día es lo «normal» hasta que reflexionan y comienzan a ver otras posibilidades. Eso ya genera el cambio del discernimiento y la elección propia, la cual es más importante en muchas ocasiones que la elección final.

➤ Cada vez que hablo con adolescentes me preguntan sobre el vello, la sangre menstrual, el sexo y la forma de sus genitales. Observo que mientras nuestra preocupación podía ser el acné, la de las jóvenes actuales son estas, y las consecuencias de ello son mucho mayores.

➤ Cuando hablo con las adolescentes y sus padres, a veces no hay tantas diferencias entre la madre y la hija en el sentido de que la necesidad de información y nuevas percepciones son las mismas.

➤ Dado que el número de operaciones genitales ha crecido notablemente, también han crecido las investigaciones científicas en el ámbito de la percepción genital femenina. Prácticamente todos los estudios que he encontrado estaban relacionados con esta temática, por lo tanto, si quería incluirlos, debía citar esta temática para poder contextualizarlos.

Sin embargo, esta no es la única problemática con la que nos encontramos las mujeres. Cada vez más la presión social está dirigida hacia el vello y el olor. De hecho, es habitual escuchar estos comentarios en las propias mujeres.

En un estudio llevado a cabo por Fahs, dos tercios de la muestra expresó que necesitaba mantener una rutina para revisar que sus vaginas no se volvieran demasiado peludas y malolientes. En definitiva reflejaban una cierta necesidad de controlarlas, fuera por el olor o por el vello. En mi investigación, tanto el vello como el olor resultaron ser las cuestiones que más insatisfacción generaban a la mujer. ¿Será que estamos en una era donde el control predomina ante lo natural? Una mujer afirmó que una expareja quería que ella se duchara antes de tener sexo y que él tenía que lavarla para asegurarse de que su vagina estaba realmente limpia. Desde ese momento, ella tomó ese hábito y no podía tener relaciones sexuales sin lavarse la vagina antes y después de tener relaciones. Otra mujer comentó que en los años setenta, cuando el amor era libre, estaba bien visto el vello en la mujer, pero que ahora lo que estaba bien visto era afeitarse, y ella había entrado en el juego para estar dentro del canon de belleza y de lo que se considera atractivo. Hay quien también afirmaba que la limpieza y el no tener vello era un acto de considerar a la otra persona para que no sufriera.

Casi la mitad de las mujeres sintieron que sus vaginas eran feas o antinaturales. Una mujer no quería tener relaciones, porque sentía que su vagina y la de otras mujeres eran feas y extrañas. Ayer mismo, hablaba con una mujer muy querida por mí. Tiene unos sesenta y cinco años y dice que ahora es cuando está dándose la oportunidad de gozar de su sexualidad, pues hasta ahora no había conseguido entregarse ni llegar al orgasmo. Me confesaba que aún le daba vergüenza mostrar sus pechos, porque ella pensaba que no estaban alineados. Esto fue debido a un comentario de una expareja, hace más de treinta años, que le dijo que tenía un pecho mirando para un lado y otro para otro. ¿Es esto necesario? ¿Somos conscientes de lo que nos hacemos las propias mujeres cuando dejamos de observar nuestro cuerpo desde el amor y lo hacemos desde lo que está bien y lo que supuestamente está mal? Volviendo al estudio de Fahs, las mujeres se sentían inadecuadas y se comparaban negativamente a las demás, más aún al debatir sobre la autoimagen vaginal. Una de las mujeres afirmaba creer que tenían una buena autoimagen genital, sin embargo, la actitud de los hombres hacia la vagina la hacía dudar, ya que según decía ella, esta era negativa. Especialmente, las mujeres que comparaban sus genitales con los de la pornografía, admitieron francamente que su vagina era inadecuada e insatisfactoria. Una mujer comparó su vagina afirmando que era fea, pero declaró que las del porno eran bonitas. De su vagina, lo único que le gustaba era la parte interna que, justamente y según ella, era la parte que agradaba al hombre. Otra mujer consideraba inadecuada su vagina por el color (el cual estaba influenciado por su etnia) y, porque no era como la de las estrellas porno. Otra participante sufrió un ensanchamiento vaginal tras el parto de su hija y sentía que ahora era el doble de su tamaño anterior, uno de sus labios era más grande que el otro y, en comparación con las vaginas de los vídeos porno tan simétricas, la suya le parecía muy fea, si a eso se le sumaba el color.

Es muy importante que la mujer se oxigene de las ideas ajenas, porque la realidad es que suele estar muy contaminada por ellas, especialmente las de sus parejas sexuales o sentimentales. Suele ser recurrente, al escuchar a una mujer, observar cómo se refiere a lo que su pareja sentimental piensa de ella a nivel sexual o corporal e incluso genital. En la mayoría de los casos lo que ella piensa de sí misma está relacionado con la valoración que hace esa persona de ella.

A continuación comparto un testimonio de una adolescente que refleja la situación expuesta con anterioridad en relación al vello:

«Hola Isabella. Viniste al instituto y no me atreví a preguntarte porque me daba vergüenza. Me hago la cera, pero todas mis amigas se están haciendo el láser. No quiero hacerlo, pero sé que a mi chico le gusta más así, sin pelo. De hecho, solo me hace el sexo oral si no tengo vello. Mis amigas lo tienen claro, pero a mí me da miedo que si me hago el láser cuando sea más mayor ya no me crezca el vello. ¿Y si lo quiero tener y ya no puedo?

Desde que te escuché hablar de la importancia de amarse a una misma no he podido parar de darle vueltas. Tengo dieciséis años y si me amase no me depilaría como hago, porque a veces estoy obsesionada con el vello que me sale, sobre todo cuando llega el fin de semana. Pero esa obsesión es más por los demás que por mí. Me parece un rollo depilarme y lo quiero hacer cuando me dé la gana.

Creía que te iba a preguntar, pero a medida que te escribo este email me estoy dando cuenta de que ya he encontrado mi respuesta:

Me voy a respetar.

Esa era la respuesta que buscaba. Gracias Isabella. Cuando tenga veinticinco años te voy a volver a escribir y te voy a contar mis experiencias. También quiero ser psicóloga. Estoy deseando que salga tu libro, porque tengo muchas ganas de saber más de la sexualidad. No sé a quién preguntar. Y cuando lo hago no me sirven las respuestas, porque me parecen respuestas vacías. Lo que quiero es escucharme de verdad. Quiero depilarme cuando quiera sin sentirme menos guapa si tengo algo de vello o sin tener miedo a no gustarle a mi pareja. Además me gusta que me bese mis genitales y siempre me dice que con pelo no lo hace. Tengo miedo a que discutamos, pero estoy fingiendo y no estoy siendo yo. Me acuerdo de lo que decías. Muchas amigas fingen el orgasmo, pero yo no quiero hacer eso tampoco. Bueno, como tú dices… Ahora toca practicar :) Me voy a escuchar.

Te podrá parecer una tontería, pero, de verdad, creía que era un bicho raro hasta que te escuché hablar».

Visión con corazón

En la sociedad podemos observar que con el paso del tiempo existe una mayor aceptación de la diversidad en sus distintas manifestaciones, pero aún tenemos estandarizados muchos aspectos de la sexualidad como si fuesen los únicos existentes. Esta misma estandarización de lo que es normal y lo que no, la podemos observar en el ámbito de la percepción genital femenina. Sea por falta de información, sea por falta de visibilización de las vulvas naturales y reales en los medios de comunicación o porque muchas mujeres no tienen acceso a la observación de otras vulvas en toda su vida, ya que se sigue considerando un tema tabú, es una temática que merece ser divulgada.

En la investigación que llevé a cabo apenas encontré estudios que indagaran sobre la influencia que pudiera tener en la mujer la exposición a vulvas reales. Veo continuamente cómo el mundo de la mujer cambia a mejor en cuanto toma un contacto digno con esa parte de sí misma y lo conecta desde una observación más profunda con sus emociones y su corazón. Observo la transformación positiva que viven en cuanto ven otras vulvas (reales y no manipuladas). Recientemente expuse una comunicación en las II Jornadas Nacionales de Sexología en Sevilla: «Acercando la ciencia sexológica a los/las profesionales de la salud». Las realizó el Colegio Oficial de Psicólogos de Andalucía Occidental y tuvieron lugar en la Universidad de Psicología de Sevilla, donde tuve el placer de licenciarme hace algunos años ya. En esa comunicación hablé de mi investigación, pero también incluí mi parte artística y fotográfica y expuse algunas de mis fotografías. La comunicación fue un éxito. A ella asistieron, además de profesionales reconocidos en la materia, estudiantes de psicología.

Una chica, futura psicóloga, se me acercó en cuanto terminé y me dio las gracias. Su agradecimiento se debía a que hasta entonces había creído que su vulva era anormal y fea. Sin embargo, ver distintas vulvas le hizo reflexionar y darse cuenta de que no era tan extraña la suya. Además, expuse una que le recordó a la suya, y el simple hecho de que hablara de esa vulva con respeto y amor hizo que ella pensara lo mismo de su vulva. Esto no es un caso aislado.

Me invitaron a participar en el Festival Tierra de Lunas. Un festival convocado por y para mujeres. Desde su primera celebración, la participación ha sido masiva, reflejo de las ganas de las mujeres de sanar y cocrear otro mundo. En la segunda edición participaron unas 450 mujeres. En uno de mis talleres, «La vulva femenina: un homenaje a toda mujer», compartí datos de mi investigación y de mi muestra fotográfica. Posteriormente, varias mujeres hicieron cola para que las fotografiara, porque deseaban hacer su aportación. A una de ellas, ya psicóloga, le comenté lo que veía. La belleza de su vulva. Sintió tal emoción que comenzó a llorar. Posteriormente me contó que alguien le había recomendado que se operara, pero ella no quería. Consecuencia de aquella sugerencia, estaba planteándose ciertas cosas que le restaban poder personal en lugar de dárselo. En nuestra conversación ella mostró mucha alegría, y posteriormente me contó que recibió confirmaciones a la sensación de que su vulva, incluso si los labios externos sobresalían, era hermosa.

¿Casualidad? No. Cuando a la mujer se le da acceso a otra mirada de sí misma, se abren puertas impensables, y lo mejor de todo es que ella es quien tiene la llave para abrir esas puertas que están en su interior. Sí, la vulva es muy poderosa. Tanto, que necesita volver al mundo del modo en que merece: amable, cuidado, respetuoso, consciente, sagrado y sano. La mujer anteriormente nombrada me dijo que el simple hecho de saber que su vulva era bonita, y que mis palabras le llegaran al corazón, hizo que cambiara por completo la mirada de sí misma. Meses después la volví a ver. Me dijo que nunca nadie la había mirado con tanto amor, salvo su pareja. Ella es afortunada. Hay mujeres que nunca son miradas desde el amor y hay vulvas que nunca son reconocidas como sagradas. Por eso, *Tu vagina habla* ha nacido para ser un libro amigo de muchas mujeres, para que siempre se recuerden que son amadas.

Cada vez que hago una fotografía, aunque no pueda profundizar tanto como en una sesión, intento decirles a las mujeres algo de lo que percibo en su vulva. Mi aportación es conectar eso que veo con la parte emocional de la mujer. He visto tantas vulvas y he escuchado tantas vidas, que en muchas ocasiones hay patrones que se repiten, así como infinitas diferencias entre todas ellas. La gran mayoría de esas mujeres, cuando reciben la información, se sienten sumamente emocionadas, y algo en su interior les resuena de un modo muy único, profundo y especial. Ver cómo caen sus lágrimas de forma dulce es algo habitual y, al mismo tiempo, siempre me impresiona. Porque al igual que me sucedió con la chica que vino a hablar conmigo tras mi comunicación, yo un día estuve ahí, estudiando psicología y sin saber casi nada de mi vulva. Ojalá alguien me hubiese contado lo que hoy sé, pues me hubiese ahorrado mucho sufrimiento. Por eso he decidido hacer lo que hago.

El modo en el que abordo los casos que trato es desde el contexto del marco terapéutico que he desarrollado y que sigue en continuo desarrollo. Desde hace años, comenzando por mi propia experiencia, observé que existía algo más que lo meramente fisiológico entre mis genitales, mi sexualidad, mi consciencia y mi parte emocional. A mayor consciencia genital, mayor consciencia personal. No hablo de autoconocimiento anatómico. Hablo de establecer una serie de conexiones entre la zona genital y la zona neurocerebral. Al establecerse nuevas conexiones, al igual que sucede en otros campos ya demostrados, se abren nuevos caminos. Lo mismo sucede con nuestra zona genital, emociones y bienestar.

Se nos ha presentado la zona genital como una zona únicamente destinada a la sexualidad, al placer, a la reproducción, pero sin mucha conexión con el corazón. No hablo del órgano del corazón. Hablo del corazón en su máxima expresión. He visto a cientos de mujeres, que pudieran ser miles, y cuando se establece una conexión a un nivel más profundo entre la vulva, la vagina, la cérvix, el útero, los ovarios, los pechos y el corazón (entendiendo las emociones y sentimientos), se produce una auténtica revelación en la gran mayoría de ellas. Es una toma de consciencia profunda donde ya nada es como antes. Eso me sucedió a mí. Hace años que comencé a indagar y explorar la relación entre nuestros genitales y nuestra parte emocional. No encontraba ningún paradigma externo donde encontrar respuestas, así que di rienda suelta a la inexplicable necesidad de crear un espacio que mi cuerpo pedía a gritos. Comencé a crearlo en mi día a día, y yo misma, a través de la experimentación y la observación continua, fui indagando en mi propia genitalidad femenina.

Gracias al proceso de transformación que estaba viviendo desde hacía años, mi cuerpo dejó de ser un cuerpo al que apenas prestaba atención o que la recibía básicamente desde un lugar superficial. Pasó a ser una fuente incansable de aprendizaje y conocimiento. Cuanto más profundizaba en mis genitales conectándolos con mis emociones, más se ampliaba mi visión de la vida. No necesitaba nada más. Eso sí, practicaba muchas horas al día.

Creé un contexto para mí misma basado en la observación directa, en la fotografía y en mis características como psicoterapeuta con años de experiencia. Observé que experimentaba una trascendencia mayor, no solo a nivel de sensaciones en mis pechos, en mi vulva, útero o vagina, también en mi sexualidad, en mi comportamiento y en mi desarrollo como mujer.

En un primer momento era algo que hacía solo conmigo misma, pero ese proceso tuvo tal trascendencia para mí que decidí comenzar a compartirlo con algunas amigas, asistentes a mis cursos y mujeres cercanas. Tales fueron sus resultados que ellas mismas me iban mostrando sus ganas de seguir profundizando y realizando sesiones. Esto dio lugar a que creara lo que hoy está contextualizado en la LCV®: Lectura del corazón a través de la vulva®. Comencé a relacionar genitalidad y emociones y, sin darme cuenta, estaba desarrollando un paradigma donde concebir la sexualidad y el desarrollo personal femenino.

Viendo que tenía cientos de mujeres dispuestas a participar, comencé a diseñar sesiones. Con el paso del tiempo vi cómo la mujer cree conocer sus genitales, pero lo cierto es que la mayoría de nosotras no tenemos ni idea. Yo tampoco la tenía y no sabía a quién preguntar. Me veía con unos treinta años y unas preguntas y lagunas enormes. La vergüenza me acompañaba. Con los años, a veces me encontraba con una mujer con más de sesenta años, planteándome las mismas preguntas que yo me hacía años antes. ¿Cómo es esto posible? Si hay tanta información… ¿Cómo podemos estar tan perdidas? En mi opinión, esa información está sesgada. La gran mayoría de la información que nos rodea no está basada en parámetros reales, es decir, nuestros cánones de belleza y los ideales nos juegan malas pasadas, ya que es a eso a lo que se le concede el valor.

Ante mi propia necesidad me vi impulsada a crear materiales útiles y válidos para que las mujeres salieran de su espejismo, que años antes también había sido el mío. Me sentía y me siento una auténtica privilegiada, porque son muchas las mujeres que acuden a mí con la total consciencia de otorgar importancia, resignificar y conectar con su genitalidad desde otro lugar. Llegó un momento en el que comencé a buscar materiales de vulvas y, básicamente, todo conducía a la pornografía. No quería utilizar esa fuente, y no me parecía real, pues en muchas ocasiones, como ya hemos visto, las fotos están retocadas. Lo que yo me encontraba eran labios asimétricos, labios internos más grandes que los externos, vulvas con granitos; en definitiva, nada que ver con lo que se nos presenta. En los libros de texto lo que aparecía eran dibujos. Por más que buscaba, no encontraba lo que necesitaba para que las mujeres vieran otra posible realidad. Llegó un momento en el que tanta necesidad observaba y tantas eran mis ganas que yo misma me puse a crearlo. Fue ahí cuando comencé a ver la importancia que tendría en mi trabajo el contacto con vulvas reales, vulvas no manipuladas, las vulvas de esas cientos de mujeres que venían a mí para que las ayudara. Y así comenzó todo. Empecé haciéndome fotografías a mí misma y ahí vi mi propia evolución. Luego lo amplié a un grupo de amigas e incluso familiares. Posteriormente, a las pacientes más cercanas y de confianza. De forma natural, con respeto, cariño y admiración, las mujeres comenzaron a llegar a mi vida confiando en mi trabajo y deseando contribuir al mismo. A veces ni siquiera venían a sesión, directamente me escribían para que las fotografiara y aportar la fotografía de su vulva a la causa. En consulta y en residenciales. Cuando yo dudaba, ellas me impulsaban contándome sus avances y, sin darse cuenta, me hacían saber de la importancia de la LCV® en sus vidas. Y la Lectura del corazón a través de la vulva® fue creciendo. Hombres respetuosos también comenzaron a aparecer y ahí están, apoyando y sosteniendo también esta causa. La velocidad a la que llegan las mujeres cada día es mayor. Antes había miedo. Ahora hay decisión. Antes era un tema tabú. Ahora es un tema necesario que forma parte de una causa mayor.

Mi causa es la de visibilizar de forma digna la vulva femenina. Es la importancia de que la mujer tenga la opción de vivir una relación plena y satisfactoria con su vulva (y en general con su genitalidad femenina), porque eso es también un reflejo de llevarse bien con una misma. La LCV® es el marco y el contexto de un espacio de autoconocimiento donde genitalidad y corazón van de la mano. Donde una conecta consigo misma para abrir espacios sagrados que solo pueden descubrirse con cariño, amor y tacto. Es algo que abre nuevas rutas tras haber descubierto bloqueos que estaban ahí, camuflados. A veces no necesitas entenderlo todo para liberarte de lo que ya no necesitas. A veces basta que una persona te acompañe a verte con una mirada pura y limpia para que recuerdes que tú eres eso, que tu cuerpo de mujer es eso y que siempre has sido bendita. No hay mayor manipulación que la que sin darnos cuenta nos hemos hecho a nosotras mismas: olvidarnos de nuestro propio poder interior, de nuestra sabiduría femenina y de la importancia de honrar nuestros cuerpos. Nuestro cuerpo es nuestra casa. Nuestra casa no es ese espacio en el que vivimos una temporada o toda la vida. Nuestra auténtica casa es nuestro cuerpo, y no estamos acostumbradas a honrarla en esta cultura.

El poder de la fotografía me fascinó. Eso me ha llevado incluso a hacer cursos de fotografía, aunque mi objetivo no fuese más paisaje que ese; la vulva. Gracias a esa precisión milimétrica puedo ver lo que a simple vista no se percibe. Realmente hay patrones que se repiten y vaginas que hablan. No son milagros ni tampoco casualidades. Hay pautas, formas y modelos que vinculan a las mujeres con sus vulvas. A veces paso horas y horas sumergida en la observación de las vulvas y la revisión de las entrevistas y sencillamente… se me van los días.

Aunque la LCV® ya había nacido, el proyecto requería un paso más. Ese paso me llevó a cambiar de residencia, incluso de país. Mi trabajo me trajo a Madrid para dar los pasos previos de la tesis doctoral que actualmente realizo. Así llegué a la Universidad Camilo José Cela. Hoy agradezco infinitamente esa decisión, pues además de haber conocido a grandes profesionales y más aún, grandes personas, el paradigma de la ciencia me ha cambiado por completo. Me ha reforzado aún más el convencimiento de la importancia que tiene la investigación científica, y también la importancia de seguir desarrollando la LCV®, ya que mi visión dentro de la propia sexología se ha amplificado, y específicamente ha aumentado mi convicción sobre la importancia de seguir reforzando la educación sexual. Finalmente mi camino de vida, mi experiencia como terapeuta, psicóloga y sexóloga, se encontraron. Cada día me apasiona más la investigación científica y la veo más necesaria.

A causa de esa evolución personal, me llegó el convencimiento de que era el momento de escribir este libro que tienes en tus manos, *Tu vagina habla*, con la única intención de que llegue a cuantas más personas mejor.

Creo que con todo lo compartido en el apartado anterior sobre la vulva y los distintos estudios más enfocados a la labioplastia, estamos de acuerdo en que la vulva, más que ser venerada, principalmente está siendo un punto de mira en el sentido negativo. Muchos de los problemas actuales en la mujer (y en el hombre) vienen provocados por la falta de consciencia y por la forma de abordar el entendimiento de la sexualidad y la genitalidad, que está basada principalmente en lo superficial y en lo patológico. La gran mayoría de las mujeres no se han visto su vulva, y algunas no lo harán nunca. El objetivo de estas fotografías es tomar consciencia, visibilizar lo natural, desmitificar la forma (principalmente marcada por un objetivo pornográfico) y ayudar a que las mujeres nos conozcamos honrando la singularidad de cada una, sin comparaciones.

Quiero dar un «gracias» especial a todas las mujeres protagonistas de las siguientes fotografías, así como a todas las mujeres que he tenido el honor de fotografiar a lo largo de estos años, pero que por una cuestión obvia de espacio no están aquí presentes. Cada una de ellas me ha llegado al alma. No son pocas. Son muchas, de muy diversas edades y países distintos. Gracias también a esas mujeres que me escribís ofreciéndoos para ser fotografiadas y contribuir a esta causa. Esto también habla del femenino y de las ganas de crear otro tipo de mundo más consciente, más digno, más humano. Un mundo donde la mirada sea una mirada de amor, no una mirada de juicio. Y de muchas mujeres dispuestas a aportar. Aportar desde la acción y no solo desde las palabras y las ganas. Aportar desde el convencimiento y no desde las medias tintas. Aportar para todas las demás. Mujeres que viajan, se movilizan, se coordinan para aportar y fomentar que se naturalice lo que tendría que ser normal. Esto también es el femenino actual.

Hay dos aspectos importantes a destacar:

1. La toma de consciencia que la mujer vive cuando observa vulvas reales de otras mujeres mientras que atiende sus propias emociones y sentimientos.
2. La transformación que vive la mujer cuando observa su propia vulva vinculándola con su mundo interior.

En mi experiencia ambos aspectos son importantes y aportan cosas distintas. En el primer aspecto la mujer deja de compararse y se naturaliza, se acepta más. Mientras que en el segundo aspecto, la mujer se ama más, toma las riendas de su vida a otro nivel. Ambas posibilidades la llevarán a conocerse más a sí misma y validarse más como mujer, y aumentarán su calidad de vida.

El único estudio que encontré para mi investigación relacionado con la exposición a vulvas naturales fue el siguiente:

Laan, Martoredjo, Hesselink, Snijders y van Lunes (2017) midieron la función sexual, la angustia sexual, la autoestima y la ansiedad por rasgos observando si estos factores influían en las puntuaciones de la autoimagen genital después de la exposición a imágenes de vulvas.

Expusieron cuarenta y cuatro imágenes distintas de vulvas a las mujeres, durante cinco segundos cada una, principalmente desde un plano frontal, aunque a veces ligeramente en ángulo. Representaron diversidad en cuanto al tamaño de labios internos, edad y origen étnico, algunas depiladas y otras no. En algunas imágenes se mostraron arte, naturaleza, animales y objetos domésticos entre otros.

En un gran porcentaje de mujeres, se vio que la idea inicial de sus propios genitales era positiva, pero, aun así, la exposición a una gran variedad de vulvas naturales ayudó a tener una autoimagen aún más positiva. Este efecto incluso estuvo presente dos semanas después de la exposición y, además, este incremento en la autoimagen genital positiva fue así independientemente del resto de variables contempladas.

Un dato muy relevante de este estudio es que más de un tercio de las participantes nunca habían visto una vulva real natural y sin manipulación. Esto podría llevar a pensar que actualmente estamos en una sociedad que, si bien expone la sexualidad en muchos medios y formas, hay realmente ciertos aspectos que siguen escondidos o manipulados, ya que la mayoría de las participantes en este estudio afirmó no haber visto nunca antes una vulva con estas características, lo que nos llevó a plantearnos la falta de visibilidad de vulvas naturales en los medios. Si las vulvas que nos muestran son manipuladas a través de la informática u otros medios, las comparaciones no podrán estar basadas en algo real.

A continuación expondré algunas fotografías de vulvas que he ido haciendo a lo largo de estos años. Todas están sanas, ninguna necesita nada. Cada una está estupenda tal cual está. Por el momento, el único objetivo es que tomes consciencia de que cada una es diferente. Ya sabes cómo mirar desde la mirada del amor y ya sabes la importancia de honrar… así que… adelante.

Algunas vulvas te resultarán muy fáciles de ver y otras puede que te resulten muy difíciles. Cada una de ellas va a aportarte información de sumo valor sobre ti. Te invito a que retomes tu cuaderno y anotes:

➤ Qué sensaciones y emociones se te despiertan con cada una de las imágenes.
➤ Observa qué te gusta y qué no te gusta.
➤ Anota qué catalogas de positivo y qué de negativo.
➤ Observa si comparas o si no lo haces. En caso positivo, anota el sentido de tus comparaciones. ¿Qué comparas? ¿A qué o quién atribuyes el mejor valor?

En las siguientes fotografías encontrarás algunas vulvas de mujeres que prefieren dejarse su vello en lugar de quitárselo, y otras que decidieron tener algo menos de vello de lo que les nace de forma natural. También observarás cómo en ocasiones los labios externos son más finos y en otras están más rellenitos. Vas a observar que muchas tienen los labios internos visibles. De hecho, veo más mujeres con los labios internos visibles que no visibles, por mucho que intenten hacernos creer que es lo normal, es lo contrario. Aprecia la diversidad como algo positivo.

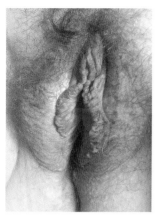 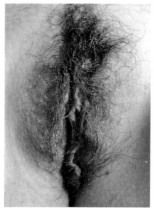 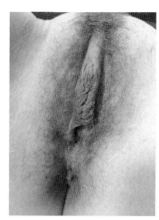

Es tiempo de reconocer que cada vulva es diferente y que todas son hermosas. No hay ninguna vulva más hermosa que otra ni comparación que se pueda hacer. Cada una es diferente. Cada vulva muestra una realidad, una vivencia, un presente. Visibilízalas desde el respeto y la dignidad. Observar de modo consciente las distintas vulvas te ayudará a naturalizarte.

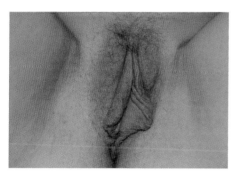 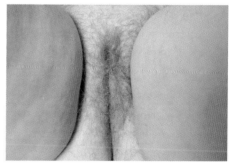

Continuando con los datos de mi investigación, de los cuales expuse una parte de la misma en el apartado «El espejo del Amor», las mujeres afirmaron que el motivo por el que observaban su vulva era:

➤ Un 46% por aseo o por ir al baño.
➤ Para un 15% el motivo eran las relaciones sexuales.
➤ El 9% la observaba por problemas ginecológicos
➤ El 17% la observaba por otros motivos.
➤ El 13% directamente afirmó que no la observaba.

Del 17% de mujeres que observaban su vulva por otros motivos que no eran ni por aseo o ir al baño, por problemas ginecológicos o por las relaciones sexuales, tan solo un 1% aludió que era por placer. Interesante dato, ¿verdad?

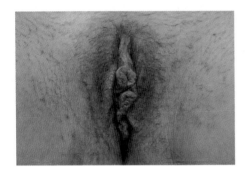

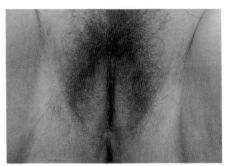

Parece que las mujeres tenemos poco espacio para el placer y para observar esa parte de nosotras por el mero hecho de observarla. Sin embargo, somos las primeras en sacarle defectos o juzgarla. Es como si ni siquiera se nos pasara por la mente observarnos la vulva por el simple placer de verla, conocerla, amarla. Y es que realmente, ¡no nos enseñan a ello! Bueno, eso era hasta ahora porque con *Tu vagina habla* tienes muchas razones para observártela por el placer de observarla.

Como los propios datos revelan, normalmente la mujer observa su vulva (si es que lo hace) por causas externas como un parto, relaciones sexuales, ir al baño, depilarse…

Los datos reflejaban que las mujeres que observaban su vulva por motivos ginecológicos o por un problema genital tenían una menor satisfacción genital que aquellas que la observaban por las relaciones sexuales u otros motivos. Observar tu vulva te va a aportar mayor satisfacción genital. Por lo tanto, ya no tienes excusa. Es el momento de que te la observes desde la mirada del amor. Y si no te sientes del todo satisfecha a nivel genital, obsérvatela aún más. Puedes también observar las vulvas de otras mujeres para ir familiarizándote tanto con la realidad como con los sentimientos que se te despierten porque, en ocasiones, el motivo de que la mujer no observe su vulva es por lo que se le mueve a nivel interior.

Aunque las mujeres que observaban su vulva por motivos ginecológicos tenían mayor inseguridad genital que las que la observaban por las relaciones sexuales, ir al baño u otros motivos, este grupo tenía menor inseguridad que las que no la observaban. Otro dato más

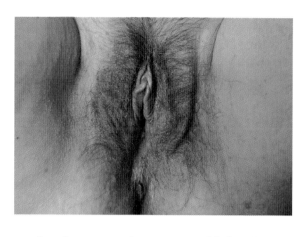

que avala que es bueno observarse la vulva para sentir mayor seguridad genital. Igualmente quienes no observaban su vulva tenían, en términos generales, una menor consciencia genital, así como una menor percepción genital.

Cuanto mayor es la integración de esas partes en nuestra vida cotidiana, mayor es la integración de nosotras mismas y la capacidad de autoconocimiento. En el fondo de todas nosotras parece que el amor es lo que sana. El amor hacia una misma.

Recuerda ir preguntándote lo siguiente a medida que vas observando estas fotografías:

➤ ¿Qué siento?
➤ ¿Qué sensación me produce lo que observo?

Y de vez en cuando, párate para sentir. Permítete dar un paso más allá y observa no solo lo evidente. Permite que la propia foto en sí te transmita. Observa las vulvas desde la belleza y el arte.

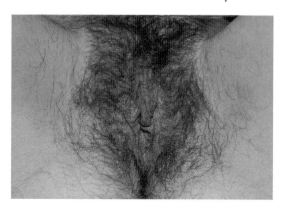

Coincidiendo con los hallazgos de Morrison *et al.*, (2004) donde observaron que la mayor insatisfacción genital en las mujeres era el olor y el vello púbico (cantidad y textura), en nuestra investigación hallamos que la mayor insatisfacción genital en las mujeres era la cantidad de vello púbico seguido del olor de sus genitales y de la textura de su vello púbico. Por lo tanto, nuestros resultados coinciden con los de Morrison *et al.*, (2004).

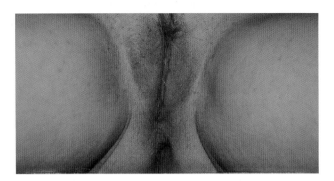

Sin embargo, también he observado que cuando las mujeres se salen de los cánones de belleza establecidos por la sociedad y comienzan a ser más libres en cuanto a sus elecciones personales, les importa menos el vello y el olor. Es más, lo que antes les desagradaba lo naturalizan y viven más libres.

Es impresionante ver cómo no hay dos vulvas iguales, ¿verdad? Somos todas las mujeres tan sumamente bellas. Todas. Sin excepción. Las vulvas son un reflejo de la diversidad femenina, ¡tan inmensa, tan rica, tan completa!

En la investigación, las mujeres afirmaron que lo que más satisfechas les hacía sentir en lo que se refería a sus genitales era el atractivo de su clítoris.

A continuación vamos a ver varias fotografías que te recordarán a la imagen de la figura femenina que hemos visto anteriormente, puesto que en ellas se aprecia bien tanto el redondito o glande del clítoris (rostro) como lo que sería el manto.

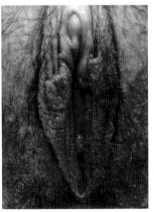 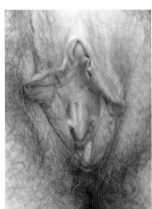 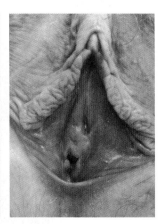

Un día recibí este email:

«Al ir haciendo los ejercicios y tener el primer contacto de visualización con la vulva, la voy reconociendo más, como parte de mí y no solo como algo físico. Al contactar con ella siento mucho calor en el corazón, y es como si emitiera luz y calor al resto del cuerpo. Esa parte va expandiéndose como una ola por todo el cuerpo. Parece como si inundara o abrazara esa parte del cuerpo de caos y dolor, que es como un bultito o piñón, y que hoy la siento como una enorme pena. Pero al momento cambia. Es al revés, el dolor se hace como un punto fuerte de apoyo, que da fuerza y desde ahí se expande al resto del cuerpo. Es esa parte del dolor, de caos, que ahora da fuerza. Después hay varias emociones e imágenes. Siento la pureza y la inocencia de la niña. La necesidad de recuperarla y conectar con ella, de tenerla presente, pero ahora diferente, no sé, se podría decir consciente, no como debilidad.

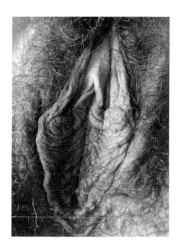

Luego hago el ejercicio de poner la mano delante de la vulva y la otra en el corazón. Siento mucho calor en el corazón, también en la vulva, pero menos. Siento la necesidad de mostrarla, es decir, que la he mantenido escondida, no he mostrado la «vulva», ese ser mujer, esa parte de mí misma. La he trabajado por dentro pero sin mostrarla. Ahora veo, siento, que la he de mostrar. Reconocerla.

La palabra que siento es «¡atrévete!» Atrévete a sentir, a hacer. Lo que me venga, algo así».

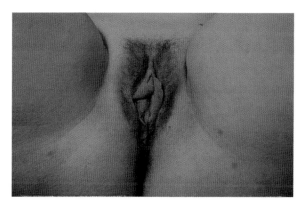

Más palabras de mujeres…

«Con las sesiones mi vulva empezó a relajarse, a florecer, a mostrar su suavidad y dulzura a través de un color más rosado. Las fotos iban reflejando ese cambio. No podía creerlo, pero era cierto. Empecé a sentir la ternura que irradiaba. Empecé a amarme mucho más, a darme, a atender mis deseos, mis necesidades, a escuchar mi sentir, a valorarme.

Mi vulva se abrió y me mostró su gratitud, iluminándose de sensibilidad. Me ayudó a liberarme del dolor de tanto sufrimiento y abandono, y también a encontrarme conmigo desde un lugar físico, que me hablaba a través del cuerpo sin filtros mentales. Simple y sencillo».

«Mi vulva y yo nos comunicamos desde el sentir. Acogí todos los mensajes que ella me iba contando. La miré. La mimé. Y ella se fue relajando y empezó a confiar en mí. Empecé a reconocerla como la parte más inocente y pura de mí. Y eso trajo muchos regalos. Acercarme a quien soy. Expresarme al mundo. Desarrollar mis dones. Crear. Compartir relaciones sexuales mucho más amorosas conmigo y mi pareja, con mucho placer.

Me abrí a recibir, a trabajar en lo que me apasiona. A la abundancia de vida en todos los momentos. Y la fuerza fue regresando a mí, me fui centrando, fui eligiendo cuánto deseaba para mí, y emprendiendo las acciones necesarias para guiarme hasta ese lugar».

¿Sabes que con el tiempo la vulva cambia de forma y de tono de piel o color? Al igual que otras parte de nuestro cuerpo van cambiando, la vulva también.

Tu vulva tiene vida propia. Ella también vive sus procesos, sus ritmos. Es normal que con los años vaya también cambiando su forma, su textura e incluso su color. Cuando le das presencia en tu vida, también podrás ver cómo ella va cambiando. Una vulva sana, se nota. Una vulva contenta, se nota. Una vulva entumecida, se nota. Una vulva plena, se nota. Una vulva olvidada, se nota. Una vulva castigada, se nota. Una vulva honrada, se nota. Todo se ve y se percibe en esa parte de ti.

A continuación vamos a ver algunas vulvas que tienen de unos cincuenta años en adelante.

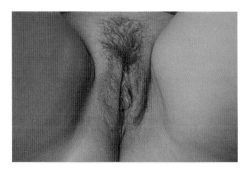

Estas mujeres y sus vulvas también son bellas, hermosas, también sienten y son valiosas.

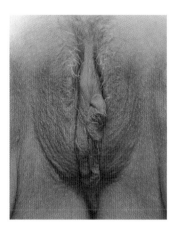
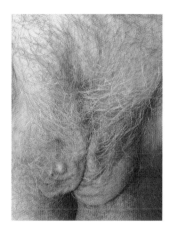

Y ya que la menstruación es una parte importante en la vida de toda mujer, veremos algunas vulvas mientras menstrúan y con la copa menstrual.

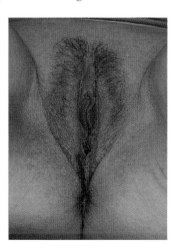
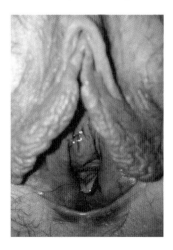

«Cuando vi por primera vez una foto de mi vulva, quería salir corriendo. No me gustaba nada. Sin embargo, ahora puedo decir que ha sido una gran revelación para mí. Mirarla y mirarla, para cada vez hacerme un poco más amiga de ella y al mismo tiempo ir haciéndome más amiga de mí».

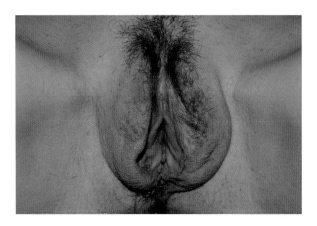

Deseo que estas fotografías te hayan aportado otra mirada de la vulva femenina, en definitiva, otra mirada de ti misma.

Testimonio de una mujer tras su operación

«Rechazo, vergüenza, desprotección, complejo, tristeza… Al mirar mis pechos y mi vagina en el espejo conectaba con una sensación normalizada e inconsciente de «mala suerte» por el hecho de haber nacido mujer que me hacía incapaz de percibir la belleza y la sabiduría de mi cuerpo femenino.

Afortunadamente (tras una menstruación «iluminadora» que, con la energía de la noche, me conectó de súbito con la luna llena y la magia de la feminidad), la vida quiso que mi camino se cruzara con el de Isabella Magdala, y es por eso que, ahora, casi tengo que hacer un esfuerzo para intentar sentir de nuevo todo aquello que percibía cuando me miraba al espejo hace apenas seis meses. Su forma de trabajar hizo resurgir una sabiduría en mí que ha cambiado el paradigma sobre la forma de relacionarme conmigo misma, con mi condición de mujer y con mi energía femenina y masculina; me ha mostrado el inmenso poder y belleza de todas las partes de mi cuerpo y en especial de aquellas que rechazaba. Viví, entonces, la experiencia de comunicarme con ELLA, con mi vagina, mi bruja, mi diosa, mi maestra…

Y pude sentir su dolor, su enojo, su rabia, su herida... Una herida que llegaba a través de mis palabras o dibujos en papel, y a través de los cuales escuché su voz tantas veces ignorada, tantas veces rechazada y tantas otras vulnerada.

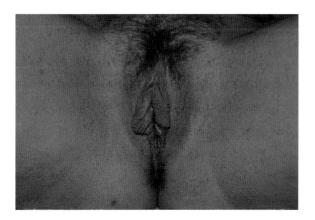

La sentí, la sané, la lloré... Y como por arte de magia, mi transformación se fue reflejando en ella, y hoy la siento florecer, abrirse, aterciopelarse, lubricarse, expresarse, respetarse, excitarse, resurgir, reempoderarse. Hoy reconozco mi vagina/vulva como una parte de mi ser, de mi feminidad, de mi magia, de mi sexualidad, de mi humanidad y de mi divinidad. Hoy la siento parte de mí, de mi cuerpo, de mi universo y de mi templo. Hoy la respeto, la venero y la agradezco.

De la misma manera escuché el dolor de mis pechos, escondidos, rechazados, criticados y repudiados por mí misma. Sentí su timidez, su miedo a mostrarse, su miedo a nutrir, su miedo a ser... y desde esa conexión, al igual que con mi vagina/vulva, pude sentir un profundo amor por ellos, reconociéndolos, amándolos, admirando su belleza, su grandeza, su salud, su fuerza, su presencia...

Y hoy sí los veo como son; hoy los siento erguidos, femeninos, suaves, presumidos, alegres, cálidos, enérgicos, bellos, amorosos, poderosos... Hoy reconozco cada parte de mi feminidad como una representación de mi poder, de mi ser mujer, de mi gozo, de mi amor, mi virtud, mi placer, mi libertad, mi sensualidad, mi sexualidad, mi sabiduría, mi conexión... mi magia.

Además de todo este nuevo sentir, el trabajo con Isabella Magdala me ha mostrado la importancia de la energía masculina, no solo en el hombre, sino también en la mujer. Esa energía que nos ayuda a respetarnos, a marcar los límites sanos, la dirección, la fuerza de la determinación.

Vengo de un linaje de mujeres fuertes, valientes y luchadoras, pero muy protectoras y cargadas en exceso por la falta de apoyo y confianza en los hombres (también perdidos, alejados de su energía, su fuerza y su poder personal). De modo que para mí ha sido maravilloso conocer el concepto de «pareja sagrada», de hombre y mujer en amor y armonía, en comunión, con sus energías masculina y femenina en equilibrio, saliendo de la queja, saliendo de la lucha y dejando resurgir y vivir en libertad cada parte del ser desde la autenticidad y el corazón. Y es por ello que hoy agradezco y recojo la sabiduría y el coraje de mis ancestras, que me enseñaron la fuerza femenina, para dirigir esa energía, ahora bien entendida, a mi centro, a mi auténtico poder personal en libertad, amor y autenticidad.

Sé que todavía me queda un mundo por descubrir, transformar y experimentar en mi interior, en mi sexualidad, en mi vida y con mi pareja. Todavía sigo aprendiendo a escucharme y respetarme, a permitirme, a gozar, confiar, estar presente… Pero, mientras lo hago, sigo caminando y conectando cada día, sintiendo, danzando, recibiendo, creando, liberando, disfrutando, observando, descubriendo la magia, mirando la luna, el sol, mi cuerpo, agradeciendo, fluyendo y, en definitiva, viviendo.

Gracias Isabella Magdala por traerme de nuevo a mí, por recordarme dónde está mi poder y por mostrarme la grandiosidad de la energía sexual y el cuerpo femenino».

El antes y el después

Como a tantas mujeres, a la protagonista de esta historia le tengo un especial cariño. Ella se empeñaba en sacarse defectos y yo me empeñaba en ver todo lo hermoso que en ella apreciaba. Cuantos más defectos se sacaba, más cosas le pasaban. Inicialmente todo fue abordado desde un punto más convencional y vino a consulta. Pasó el tiempo, y un día comenzamos a integrar el trabajo de la vulva. Fue una de las primeras mujeres de mi experimento llamado LCV®.

Cuando comenzamos el trabajo de la LCV® era obvio que en su vulva ella reflejaba toda su interpretación mental de la realidad para con ella misma. Seguí reforzando lo que yo veía aunque ella casi ni lo escuchaba.

Donde ella veía granos, yo veía simbólicamente una luna y las estrellas. Donde ella veía rechazo, yo veía oportunidad de amar. Donde ella veía vergüenza, yo veía ganas de gustarse.

Y un día, ella lo vio. Fue el día más importante, y desde ese momento todo cambió. La última vez que la vi fue porque vino a mi casa, pero no para una sesión. Vino a comer conmigo. Y entonces, por supuesto, yo cogí la cámara… y aquí está el resultado. Nadie mejor que ella para contarlo. En la tercera de las siguientes fotografías verás el resultado:

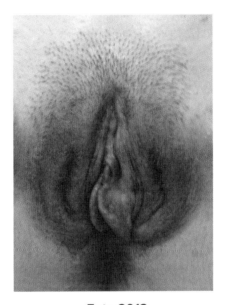

Foto 2012

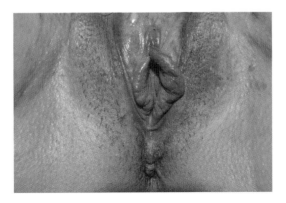

Foto 2013

«Tengo tan superado el proceso que lo cierto es que las fechas de los sucesos se han borrado un poco de mi memoria. Hace unos años, creo que debía de ser sobre el año 2012 o 2013, de repente noté cómo en la parte interna de uno de mis labios externos había crecido una bola de sebo de un color amarillento totalmente detestable. Estaba por la zona alta de mi labio derecho. Automáticamente repudié ese grano gigante que había invadido mi zona más íntima y la había afeado aún más, si cabe. Por aquel entonces yo no tenía un concepto bonito de ella. Ni de ella ni de mí misma, en realidad. La vida me había puesto en el camino una ruptura amorosa que devastó la poca autoestima que por entonces aún me quedaba.

Fui al ginecólogo con el firme propósito de que quitase al intruso grano de mi cuerpo físico. El doctor me dijo que no procedía cirugía. Que si bien se podía hacer, nada garantizaba que aquello no volviese a llenarse de sebo, y no lo recomendaba. Decidí hacerle caso e intentarlo con una cremita que me recetó.

Cuánta rabia y autocompasión sentí… Todo me pasaba a mí. Estaba destinada a ser fea hasta en mi vagina, cuyos labios internos habían además aumentado de tamaño y habían producido más rechazo en mí. Igualmente, a veces se generaban pequeños granitos en los labios internos, pero estos no eran permanentes, sino que iban y venían. No los detestaba tanto como al otro, pues no se veían tanto, y acepté que salieran alguna vez, pues sabía que luego desaparecerían. Ahora, echando la vista atrás, los asocio a momentos de rabia contenida. Siempre me costó liberar la rabia, pero con el paso de los años he ido aprendiendo a hacerlo.

Intenté librarme de aquello a ratos y a ratos vivir con ello, pero seguí rechazándolo durante mucho tiempo.

Fue en el verano del 2015. He tenido que mirar la fecha en una red social. Asistí a un taller de una semana organizado por Isabella Magdala llamado el «Resurgir de tu sexualidad femenina». Un grupo de trece mujeres abrimos nuestros corazones a las otras, nuestras luces y sombras, nuestras risas y lágrimas, nuestros dones y miedos, buscando evolucionar y danzar la vida. Con respecto al proceso que os relato, hubo dos momentos cruciales en aquella semana. Uno de ellos fue cuando una mujer valiente y hermosa se puso en pie en el círculo y alzó su voz para compartir cómo el hecho de haberse sometido a una operación de reducción de labios internos le estaba generando dolor en su cuerpo físico y en su alma. El otro hecho fue cuando, en otro ejercicio, Isabella se refirió a mi detestable intruso amarillento como a una bella luna. Recuerdo el clic en mi mente, hasta se me abrieron los ojos de sorpresa al ver cómo ella y las otras mujeres veían algo bello en mí. Me agradó tanto que decidí empezar a verlo así yo misma.

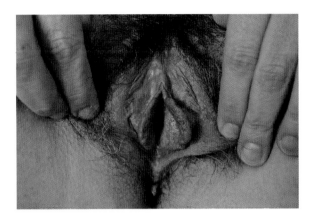

Tras el residencial, soy consciente de cómo mi yo empezó a aceptar plenamente mi vagina tal y como era. Daba gracias a mis labios asimétricos, a mi «luna» y sus estrellas por tantas cosas aprendidas. Empecé a gustarme y aceptarme tal y como soy. Pasito a paso. Tanto a mi vagina como a mí misma. Y llevé a cabo también ejercicios de liberar la rabia que sabía contenida dentro de mi ser. Fui encontrando mi equilibrio.

Hasta tal punto lo integré que no soy capaz de deciros en qué momento desapareció. Así, sin más. Pero un día, al ir al baño, algunos meses después, de repente noté que ya no había granitos por ningún lado. Ni rastro. Nuevamente se me abrieron los ojos como platos ante la sorpresa, ante la evidencia de lo ocurrido en ese tiempo invisible a los ojos.

Gran aprendizaje fue. Así fue».

¡Y el momento... llegó!

$\mathcal{E}$s el momento de darte las gracias y la enhorabuena por haber llegado hasta aquí y haber transformado tu vida a medida que leías cada página o realizabas cada ejercicio. Es el momento de sentirte feliz, porque eres una persona maravillosa y mereces lo mejor. Con una sola mujer que comience a sentir en lo más profundo de su ser que es merecedora, será suficiente para comenzar el cambio. ¡Y ese cambio ya ha comenzado en ti!

Ahora es el momento de poner en práctica todo lo que has leído en *Tu vagina habla*. Este libro es un libro que, lo leas cuantas veces lo leas, siempre te dirá algo nuevo. Por lo tanto, te recomiendo tenerlo cerca y leerlo en distintas ocasiones de tu vida.

RECUERDA:

TU VAGINA HABLA

En mi vida no solo ha cambiado mi relación con mi sexualidad, ha cambiado mi economía, mi salud, mis relaciones familiares, sentimentales y, en general, mi posición en la vida. Es por ello que te recomiendo que practiques todo lo que aquí está escrito.

Me encantaría que toda mujer conociera su cuerpo y fuera dueña del mismo. Cuando una mujer toma las riendas de su vida y conoce su cuerpo, esa mujer lo tiene todo y no necesita nada. Esa mujer es dueña de sí, y eso es lo que todas las mujeres merecemos. Una sola no puede, pero juntas podemos. Es el momento de que las mujeres caminemos juntas y en consciencia.

Es nuestro derecho conocer nuestra vulva, nuestra vagina, nuestras emociones y saber escuchar nuestro cuerpo, confiar en él y saber que *Tu vagina habla* es un recurso para el autoconocimiento, así como para la educación sexual.

¿Imaginas un mundo donde todas las personas conocieran desde dentro su propia sexualidad? ¿Un mundo donde todas las personas se sintieran autorrealizadas y todas las mujeres amaran sus vulvas de verdad? Ese mundo solo puede llegar a través de un cambio de consciencia colectivo. Para eso tú eres sumamente importante.

Ayúdame a expandir este mensaje y a llegar al mayor número de personas para que puedan reflexionar y cuestionarse todo cuanto su cuerpo y mente necesiten, y que toda mujer pueda realmente entender el mensaje que *Tu vagina habla* transmite. Deseo que *Tu vagina habla* te aporte y te ayude a conocerte aún más, que forme parte de tu vida así como de todas las personas de tu entorno.

¡Que todas las mujeres amen su vulva y se amen a sí mismas!

*E*res imprescindible para colaborar en esta misión que forma parte de todas las mujeres. Y quizás te preguntes qué puedes hacer para colaborar en esta gran labor. Por mi parte, te agradezco mucho que me ayudes a expandir mi mensaje, y que, si te ha aportado algo *Tu vagina habla*, ayudes a la expansión de este libro. Te propongo algunas posibilidades:

➤ Regalar este libro a tus amigas.

➤ Proponerlo en el instituto de tu hija, en la biblioteca de tu pueblo, en las asociaciones o en los lugares que consideres. En el caso de que seas profesora, proponer que se hagan lecturas del libro.

➤ Recomendarlo cuando las mujeres te hablan de su autoestima, su sexualidad, sus ganas de crecer a nivel personal. Sencillamente, este libro puede ayudar a cambiar vidas. Porque no solo cambiará las vidas de las mujeres que lo lean y lo practiquen, también las de su entorno, las de sus hijas, amigas, hermanas, parejas, madres.

➤ Participar en mis investigaciones científicas y aportar datos que solo tú puedes aportar, porque cada respuesta es única y especial. ¿Cómo puedes hacerlo? Suscríbete a mi *newsletter* o en www.isabellamagdala.com/investigaciones

➤ Si quieres compartir tu testimonio a través de las redes sociales, puedes hacerlo directamente tú o enviarme a isabella@isabellamagdala.com tu foto con *Tu vagina habla* y las palabras que quieras hacer llegar al mundo para que conozcan tu experiencia con *Tu vagina habla*.

➤ Si lo prefieres, puedes realizar o enviarme un vídeo breve contando tu experiencia con *Tu vagina habla*.

➤ Y por supuesto, si quieres venir a mis seminarios y eventos, participar en el proyecto fotográfico o formar parte de mi equipo de aceites esenciales «Amor Infinito», me encantará. Será un modo de seguir profundizando en todo lo compartido en *Tu vagina habla*.

Con el deseo de que toda mujer ame profundamente su vulva.

Isabella Magdala

¡Tengo un regalo para ti!

Solo tengo palabras de agradecimiento hacia ti por haber llegado hasta aquí.

De corazón deseo que este mensaje llegue a todas las mujeres y que puedan cambiar sus vidas a través del conocimiento de su genitalidad y de sus emociones. Es por ello que he diseñado un programa exclusivo basado en *Tu vagina habla* que te permitirá ir hacia un nuevo nivel en tu vida como mujer.

¡SI TE HA GUSTADO ESTE LIBRO, ESTE REGALO ES PARA TI!

Disfruta de un curso para afianzar los conocimientos de este libro completamente GRATUITO.

Te regalo 44 lecciones muy breves, pero que permitirán que integres a un nivel más profundo todo lo aquí leído y que puedas hacer un cambio real en tu vida.

Sí, has leído bien. El precio habitual de este programa sería de 333 curros, sin embargo para ti es completamente GRATUITO. Si sigues este link: www.isabellamagdala.com/tuvaginahabla te espero para acompañarte a cambiar tu vida en las 44 sesiones breves pero decisivas, para tomar las riendas de tu vida, de tu sexualidad y vivir plenamente en conexión con la mujer maravillosa que eres.

·Bibliografía

Alan, S. Cowen and Dacher Keltner. Self-report captures 27 distinct categories of emotion bridged by continuous gradients.

American Society for Aesthetic Plastic Surgery. 2014. Cosmetic surgery national data bank. www.surgery.org

Angulo, J., Garcia, M. «Imágenes de la genitalidad y la sexualidad femenina en los albores de la humanidad».

Angulo, J., Garcia, M. (2005). *Sexo en piedra. Sexualidad, reproduccion y erotismo en la época paleolítica*. Madrid, Luzàn5, 1 vol. ill.

Baumeister, RF., Tenge, JM y Nuss, CK (2002). Effects of social exclusion on cognitive processes: anticipated aloneness reduces intelligent thought.

Braun, V. y Wilkinson, S. (2001). Socio-cultural representations of the vagina. Journal of Reproductive and Infant Psychology, 19 (1), 17-32.

Bramwell, R. y Morland, C. (2007). Genital appearance satisfaction in women: the development of a questionnaire and exploration of correlates. Journal of Reproductive and Infant Psychology., 27 (1), 15-27.

Brennan, A. M., Lalonde, E. C., & Bain, L. J. (2010). Body Image Perceptions: Do Gender Differences Exist? Psi Chi Journal of Undergraduate Research, 15, 130-138.

Duarte, C., Ferreira, C., Trindade, A. I. y Pinto-Gouveia, J. (2015). Journal of Health Psychology, 20 (6), 754-764.

El informe Hite, Shere Hite. Ediciones Plaza y Janes, España (1977).

El orgasmo de ella (Favrou, S., Francia, 2006).

Fahs, B. (2014). Genital panics: Constructing the vagina in women's qualitative narratives about pubic hair, menstrual sex, and vaginal self-image. Body Image, 11, 210-218.

Herbenick, D. y Reece, M. (2010). Development and validation of the female genital self-image scale. International Society for Sexual Medicine, 7, 1822-1830.

Herbenick, D., Schick, V., Reece, M., Sanders, S., Fortenberry, J. (2013). Pubic hair removal and sexual behavior: findings from a prospective daily diary study of sexually active women in the United States. Journal of Sexual Medicine, 7, 3322 - 3330

Koning, M., Zeijlmans, A. I., Bouman, K. T. y Van der Lei, B. (2009). Female attitudes regarding labia minora appearance and reduction with consideration of media influence. Aesthetic Surgery Journal, 29 (1), 65–71.

Kurther, T. y McDonald, E. Early adolescents experiences with, and views of, Barbie.

Las diosas de cada mujer: una nueva psicología femenina. Jean Shinoda Bolen, editorial Kairós.

Liao, L-M., Michala, L., Creighton, SM., (2009). Labial surgery for well women: a review of the literature. BJOG An International Journal of Obstetrics and Gynaecology, 117, 20-25.

Los abusos sexuales a menores y otras formas de maltrato sexual, Félix López. Editorial Síntesis.

Madewell, N. A. (2000). The relation between body image, sexual functioning, women's genital self image, and feminist identity. (Doctoral Thesis). Faculty of the Graduate College of the Oklahoma State University.

Masters, W. H. y Johnson, V. E. (1981). *Respuesta sexual humana.* Buenos Aires: Editorial Interamericana (Versión original, 1966).

Masturbación femenina (Golderg, N., Reino Unido, 2006)

O´Connell, E., Sanjeevan, K. y Hutson, J. S. (2005). Anatomy of the Clítoris. The Journal of Urology, 174, 1189-1195.

Reinholtz, R. K. y Muehlenhard, Ch. L. (1995). Genital Perceptions and Sexual Activity in a College Population. The Journal of Sex Research, Vol. 32(2), 155-165.

Revista 20 Minutos. Artículo del 20/09/2011. «El 79% de los hombres creen llevar al orgasmo a su pareja pero solo el 30% de ellas lo confirman».

Rozin, P. y Fallon, A., (1998). Body image, attitudes to weight, and misperceptions of figure preferences of the opposite sex: a comparison of menand women in two generations journal of abnormal psychology. 97, 342-345.

Rufo Festo Avieno, poeta del Siglo IV. Ora Marítima.

Sakamoto, H., Ichikawa, G., Shimizu, Y., Kikuchi, A. y Yamamoto, T. (2004). Extreme hypertrophy of the labia minora. Acta Obstet Gnecol Scand, 83, 1225-1226.

Schick, R. V., Calabrese, K. S., Rima, N. B. y Zucker, N. A. (2010). Genital appearance dissatisfaction: implications for women's genital image self-consciousness, sexual steem, sexual satisfaction, and sexual risk. Psychology of Women Quarterly, 34, 394-404.

Schick, R. V., Rima, N. B. y Calabrese, K. S. (2011). Evulvation: The portrayal of women's external genitalia and physique across time and the current barbie doll ideals. Journal of Sex Research, 48, 74-81.

Sexo básico. Silberio Saez. Editorial Fundamentos.

Sexualidades diversas. Sexualidades como todas. Carlos de la Cruz. Editorial Fundamentos.

Sharp, G., Mattiske, J., Vale, I. K., (2016) Motivations, expectations, and experiences of labiaplasty: a qualitative study. Aesthetic Surgery Journal, 36 (8), 920-928.

Shaw, D., Lefebvre, G., Bouchard, C., Shapiro, J., Blake, J., Allen, L., Cassell, K (2013). Female genital cosmetic surgery. Sogc Policy Statement, 35(12), e1-e5.

Slow Sex. Diana Richardson. Editorial Gulaab.

The tantric way. Ajit Mookerjee-Madhu Ghana. Thames & Hudson.

Tus zonas erróneas, Wayne W. Dyer, editorial Grijalbo.

Vagina. Naomi Wolf. Editorial Kairós.

Walker. *The woman's dictionary of symbols and sacred objects.* Editorial Harper Collins.

Walker. The woman's encyclopedia of myths and secrets. Editorial Harper Collins.

Wildfang, L. A., Drue, C. H., Las, H. U. J., Guldberg, R. (2017). The size of labia minora and perception of genital appearance: a cross-sectional study. Jornal of Lower Genital Tract Disease, 21 (3), 1-5.

Recursos

Centro de Arte Rupestre Tito Bustillo:
http://www.centrotitobustillo.com/

Centro de Sexología de Guillermo González:
https://www.centromedicomigueliscar.es/

Cueva de Noctiluca: www.elrincondelavictoria.com

Documental: *El clítoris: ese gran desconocido* (Dominici, M., Francia/Gran Bretaña, 2003).

Documental: *Mutilación genital femenina IUNIVES*

Escuela de Formación de Terapia Gestalt y Centro de Psicología Clínica:
www.jera-gestalt.com

Festival Tierra de Lunas «Mujeres Alumbrando un Mundo Nuevo»:
www.tierradelunas.com

Instituto Europeo de Psicoterapia de Tiempo Limitado:
http://www.ieptl.com/

Universidad Camilo José Cela & IUNIVES:
Instituto Universitario de Sexología, Educación Sexual y Asesoramiento Sexológico www.iunives.com

World Health Organization (WHO: www.who.int)

ECOSISTEMA DIGITAL